国家卫生健康委员会医政医管局指导

北京市卫生健康委员会审定

U0212233

初级急救员培训
标准教程

指　导　张宗久　焦雅辉　王　毅　王莉莉　王　斐
策　划　雷海潮　张　华　曹　昱

主　审　张文中
主　编　陈　志
副主编　温新华　王小刚

顾　问（按姓氏笔画排序）
于学忠　马正兴　吕传柱　朱华栋　李春盛　张　柳　张国强
陈玉国　赵晓东　姜保国　秦　俭　敖虎山　郭树彬　谢苗荣
黎檀实　Roy Alson

人民卫生出版社

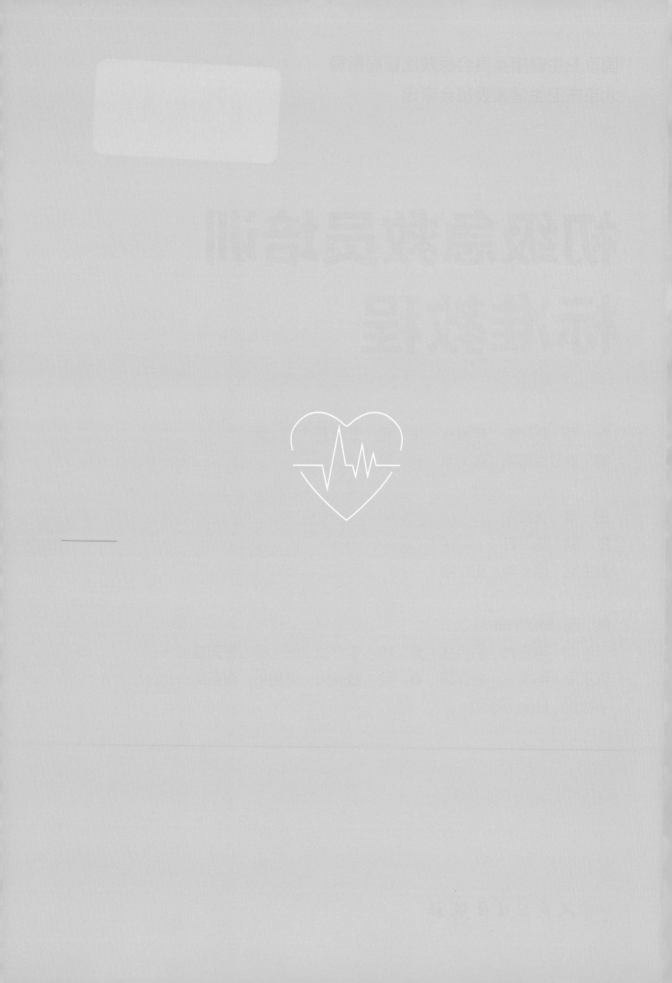

编　委（按姓氏笔画排序）

于　颖　马　渝　王　军　王　坤　王　超　王天兵
王秀玲　王雪梅　田　力　田纪安　付　杰　邢　政
朱勤忠　乔　毅　乔伍营　刘　卫　刘　扬　刘　江
刘科宇　刘家良　刘继海　刘培俊　江旺祥　安彦军
孙　勇　孙　粤　孙远新　阳世雄　李　强　李少波
李双明　李尚伦　李明华　李金政　李树林　李保军
吴启锋　张　宁　张　良　张　涛　张　猛　张　强
张小梅　张军根　张晓梅　陈　威　陈　勇　陈　锋
苗　挺　欧阳洁淼　金惠铭　周　强　单　毅　赵　晔
郝晓云　胡承志　侯宇飞　俞良曦　姜　丽　费夕丰
顾　璇　钱　欣　徐　科　徐　勇　徐思勤　唐建中
唐新宇　黄公澍　梅　雪　龚海军　盛学岐　韩鹏达
鲁美丽　曾候霖　蔡建军　黎信兴　魏　强

主编助理（按姓氏笔画排序）

王振华　王超杰　白海龙　刘　昶　杜振和　李万国
秦　卓

指导单位

国家卫生健康委员会医政医管局

审定单位

北京市卫生健康委员会

国际顾问

美国心脏协会 (AHA)

国际创伤生命支持（ITLS）

组织编写

中国医院协会急救中心（站）分会

中国心胸血管麻醉学会急救与复苏分会

中国心胸血管麻醉学会心肺复苏委员会

中华医学会急诊医学分会

中国医师协会急诊医师分会

中华医学会急诊教育学院

参编单位（按首字笔画排序）

大连市急救中心	武汉市急救中心
上海市医疗急救中心	青岛市急救中心
广州市急救医疗指挥中心	青海省急救中心
天津市急救中心	呼和浩特 120 医疗急救指挥中心
云南省急救中心	郑州市紧急医疗救援中心
太原市急救中心	南宁急救医疗中心
中国人民解放军总医院第一医学中心	南昌急救中心
长沙市 120 急救中心	南京市急救中心
长春急救中心	贵阳市急救中心
乌鲁木齐市急救中心	哈尔滨市急救中心
甘肃省紧急医疗救援中心	重庆市急救医疗中心
石家庄市急救中心	首都医科大学附属北京天坛医院
北京大学人民医院	首都医科大学附属北京朝阳医院
北京协和医院	首都医科大学宣武医院
北京急救中心	济南市急救中心
北京积水潭医院	浙江省杭州市急救中心
宁波市急救中心	海口市 120 急救中心
西安急救中心	银川市紧急救援中心
成都市急救指挥中心	深圳市急救中心
合肥急救中心	厦门市医疗急救中心
应急总医院	福建省急救中心
沈阳急救中心	

公众的急救意识水平和在现场进行自救互救的能力是一个国家社会发展程度的重要标志。中共中央、国务院于 2016 年 10 月印发的《"健康中国 2030" 规划纲要》和健康中国行动推进委员会于 2019 年发布的《健康中国行动(2019—2030 年)》中都强调,大力开展急救科普教育,提高中华民族的急救素养,是实现"健康中国"伟大蓝图的重要内容和举措。

公众的现场急救行为,虽然其实施者大都不是专业医疗人员,但是其行为事关人民的生命健康,仍然属于医学研究和管理的范畴。《北京市院前医疗急救服务条例》将急救科普培训定义为"社会医疗急救培训",既明确了公众急救培训的社会性,又强调了抢救技术的医疗专业性,符合这项工作的特点。从这一点看,急救科普培训的科学性、规范性是其事业发展的根基,政府必须加强对这个行业的医疗专业化管理。同时,公众现场急救必须与属地 120 院前医疗急救体系的专业抢救相结合。120 院前医疗急救机构应根据我国医疗临床实践,结合国际先进理念,制定中国社会公众现场急救培训的内容和技术标准。各级医疗卫生行政管理部门应加强对急救科普工作的专业管理,消除社会急救误区,避免错误认知带来的不良后果。要建立急救培训机构和讲师的准入制度,增强讲师的专业能力,统一培训大纲和技术标准,更新教学方法,严格质量控制,全面提升城乡急救科普工作水平。

目前我国在公众的急救培训普及率和公共场所应急物资配置方面,与国际发达国家还存在很大差距。今后政府将进一步加大投入,尽快出台国家急救立法,在完善城乡专业医疗急救专业体系的同时,将急救科普工作纳入国家基本公共卫生服务项目当中。引导更多的社会资源参与急救培训事业,大力促进急救科普工作的发展,在社会上建成保基本、广覆盖、多层次、网络化的急救培训体系。逐步扩大公众急救培训普及率,提升我国人民的急救素养,增强自救互救能力,构建"社会大急救"综合应急体系。

为了达到以上目标,需要一套科学、严谨、简明、实用的全国急救培训教材。北京市卫生健康委员会委托中国医院协会急救中心(站)分会联合国内权威的急诊急救相关学会/协会的专家编写了我国具有法律依据的《北京市社会医疗急救培训-急救证书系列课程教学大纲(修订版)》和《北京市公共场所急救设施设备配置指导目录(修订版)》等。根据此大纲和目录编写的这套教材既符合国际规范,又适合于国内社会需求,其为规范全国急救科普培训的教学内容和技术标准提供了借鉴,也为健全国家急救科普教育体系、提高急救科普工作水平夯实了基础。相信伴随本书的出版,规范、实用的急救知识与技能一定会更好更快地向广大公众普及和推广,让更多的患者在危急关头得到第一目击者规范、有效的紧急救助。

乐为序!

张宗久

张宗久

国家卫生健康委员会医政医管局局长

2019 年 12 月

序 二

　　当意外发生时,公众在"第一时间"对现场急危重患者进行正确的评估和急救,是构建城市急救生存链的第一个重要环节。医学实践证明,第一目击者在现场及时正确的救护,可以最大限度地挽救生命、减少伤残,为专业医疗机构的救治创造条件、赢得时间。可以说"时间就是生命",然而在现实生活中,由于现场人员缺乏最基本的急救知识,很多鲜活的生命或者在等待救护车到来的过程中因错过了最佳的抢救时机而死亡,或者留下严重的后遗症,给社会、家庭带来极大的伤害和沉重的经济负担。因此,在伤病发作的第一现场,第一目击者在第一时间作出迅速正确的响应,实施有效的初步紧急救护措施,是提高院前医疗急救体系抢救成功率的关键。

　　我国统一的急救电话号码是"120"。自从 1986 年我国首个 120 急救号码在哈尔滨开通以来,全国 120 院前医疗急救工作者为维护国民健康做出了卓越贡献。然而由于我国城乡急救体系建设尚不完善,急救车呼叫响应时间较长,公众普遍缺乏基本的急救知识与技能,现场急救抢救成功率与发达国家存在着较大差距。在急救科普工作中,由于管理体系不健全,导致各地、各机构的培训内容和技术标准、质量评价无法统一。一些培训机构疏于专业管理,培训讲师缺乏医学临床经验,这使很多急救培训与实际临床需求相距甚远。公众急救科普培训虽然受众是非专业人员,但是无论其技术体系还是管理体系,在科学认知上仍然属于严肃的医疗问题。从专业角度看,第一目击者的现场急救和 120 急救车的专业医疗抢救不仅要在时间上紧密连接,更要在急救技术上做到有效衔接。所以公众急救科普培训的内容和技术标准应由 120 院前医疗急救机构根据急救医学原则和我国院前医疗急救体系发展现状,并以患者最终临床受益为根本标尺来制定。在 2013 年颁布的《院前医疗急救管理办法》第二十九条规定,"急救中心(站)和急救网络医院应当向公众提供急救知识和技能的科普宣传和培训,提高公众急救意识和能力。"各地 120 院前医疗急救机构和网络医院要发挥临床专业优势，承担起我国急救科普工作的医学责任！

中国医院协会急救中心（站）分会由各省市120急救中心单位法人组成，是唯一全面代表我国120院前医疗急救机构行业的学术组织。其受北京市卫生健康委员会委托，依据《北京市社会医疗急救培训-急救证书系列课程教学大纲（修订版）》和《北京市公共场所急救设施设备配置指导目录（修订版）》等文件组织全国急救专家撰写了社会急救员科普培训系列教材。本书是全国120院前医疗急救体系统一的社会医疗急救科普培训教材。

本书是依据我国120院前医疗急救体系几十年临床工作实践，结合国际最新权威指南，制定的中国公众现场急救技术教程。其为规范各培训机构的培训内容和技术标准、提升培训水平提供了专业依据。感谢各位编委在本书编写过程中积极努力和富有成效的工作。相信该书的出版一定会为我国急救科普工作的发展做出贡献！

张文中

中国医院协会急救中心（站）分会主任委员

2019 年 12 月

根据世界卫生组织统计,全世界每年约 20% 的创伤患者因伤后没有得到及时的现场救治而死亡;心肌梗死患者死亡病例中有 70% 是因来不及到医院就诊而死于现场或转送途中;当一个人出现心搏骤停时,决定生死的时间窗往往是最初的 4 分钟。大力开展公众急救知识和技能的普及培训,让每一个第一目击者都能变成第一响应人,在急救现场给予患者及时正确的抢救,是每一个公民幸福人生的必修课,也是提高民族素养、加强社会急救能力建设、实现"健康中国"伟大蓝图的重要保障。

目前我国公众急救普及率和公共场所急救物品配置率都远远低于社会发展需求,直接影响了院前医疗急救成功率的提高。近几年,上海、深圳等地的急救立法相继颁布,倡导公众学习急救知识,提高自救、互救能力,鼓励第一目击者在专业急救人员到达前对患者实施紧急现场救护。特别是《中华人民共和国民法总则》第一百八十四条的实施,为"好心人救人免责"提供了明确的法律依据。这些法律的实施极大地促进了我国公众现场急救行为的推广和社会急救科普工作的发展。

《北京市院前医疗急救服务条例》于 2017 年 3 月 1 日正式实施。条例要求,单位和个人开展社会医疗急救培训活动,应当执行统一的培训大纲和教学、考核标准。北京市卫生健康委员会根据立法要求委托中国医院协会急救中心(站)分会和北京急救中心制定撰写了《北京市社会医疗急救培训 - 急救证书系列课程教学大纲(修订版)》和《北京市公共场所急救设施设备配置指导目录(修订版)》等文件。其是国内具有属地立法依据的大纲和目录。中国医院协会急救中心(站)分会联合国内权威的急诊急救相关学会 / 协会专家按照此大纲和目录编写了本书,将其作为国内 120 院前医疗急救机构的公众急救科普培训教材。

本书具备以下特点:

1. 遵循权威指南　本教材的技术标准参考国际创伤生命支持、国际复苏联合会、美国心脏协会、欧洲复苏协会的最新指南。同时按照不同指南的循证依据及技术背景进行综合分析、筛选,既体现了急救医学最新、最权威的临床认知,又消除了不同指南技术差异性给急救标准带来的混乱。

2. 结合中国经验 中国社会结构和城市 120 院前医疗急救体系与国外不同,北美、欧洲的技术标准由于急救体系不同,在我国并不一定能达到同样的效果。因此第一目击者在现场急救的技术既要符合中国社会发展现状,更要与属地 120 院前医疗急救体系的服务能力和特点有效衔接,只有这样才能获得最大临床收益。

3. 注重教学实践 本教材的编者均为具有丰富经验的国际资质急救讲师,其在多年急救培训实践中,总结出适合中国公众学习掌握的教学方法和技术路径。书中包含精心选择的近 200 幅彩图、照片以诠释急救技能的技术要领;采用独具特色的行动表格引导操作步骤和思维路径。本教材将"急救四步法"融合到每一个常见急危重患者的现场急救操作步骤中,不仅便于学员学习,且更符合真实世界中的急救要求。本书既可作为社会初级急救员培训的标准教程,又可作为社会公众学习急救知识和技能的普及读物。

感谢国家卫生健康委员会医政医管局和北京市卫生健康委员会以及相关学会 / 协会对本书的指导与支持,感谢各医疗机构的参与和帮助。

"健康两手抓,一手抓保健,一手抓急救,两手都要硬"。让我们一起学习急救,推广急救,自救救人,自利利他,为"健康中国"伟大蓝图的实现添砖加瓦,为每一个中国公民的幸福生活保驾护航!

主编

2019 年 12 月

目 录

第一章　总论

掌握：

1. 现场急救原则。
2. 启动急救系统的方法。
3. 现场急救程序——急救四步法。

熟悉：

1. 现场评估方法。
2. 患者评估方法。

了解：

1. 现场急救概念。
2. 相关法律法规。
3. 急救员职责。
4. 心理应激概念和调节方法。

第一节 概 述

一、为什么要学习急救

当一个人的心脏停止跳动时,决定生死的时间窗往往是最初的 4~6 分钟。然而很多时候,在等待救护车到来时,许多鲜活的生命已经错过了最佳的抢救时机。

世界卫生组织提供的统计资料表明,全世界每年的创伤患者约 20% 因创伤后没有得到及时的现场救治而死亡。因心肌梗死而死亡的病例中有 70% 未能及时到医院就诊而死于现场或转送途中。因此,掌握一些必备的急救知识和技能,在关键时刻能为生命赢得时间,避免伤病加重,挽救自己、亲人或他人的生命。目前,我国无论是急救知识、技能的公众普及率还是公共场所急救物品的配备,与发达国家相比还存在一定的差距。"健康两手抓,一手抓保健,一手抓急救,两手都要硬",提高公众急救素养、加强社会急救能力建设是实现"健康中国"伟大蓝图的基础。

因此,大力开展公众急救普及培训,让每一个第一目击者都能变成第一响应人,在急救现场给予患者及时正确的抢救是每一个生命最珍贵的希望。

(一)概念

1. 患者 指因疾病或创伤导致健康受损甚至出现生命危险的人,是急救现场救助的目标人群。

2. 第一目击者 指在现场第一个发现意外情况的人。如果他具备一定的急救能力,可以及时救助患者,也被称为急救现场的第一响应人。

3. 急救员 是指按照急救员培训大纲内容和要求,接受规范化培训并通过考核取得"急救员"证书的社会公众。

4. 现场急救 公众从事的现场急救是指意外或急症发生时,在专业急救人员到达前,第一目击者按照医学科学的原则,为发病或受伤的患者实施初步的紧急救助。

5. 心理干预 是指在心理学理论指导下有计划、按步骤地对一定对象的心理活动、个性特征或心理问题施加影响,使之发生朝向预期目标变化的过程。现场急救还包括向亲身经历或目睹意外事件而出现心理应激的人提供心理干预的帮助。

(二)学习急救的目的

1. 挽救生命 掌握必要的急救知识和技能可以在关键时刻对急危重患者进行及时的现场急救,从而达到挽救生命的目的。

2. 改善预后 当伤病发生时,第一目击者的正确急救可使患者发生二次伤害的风险降到最低,同时促进身体的康复。

(三)学习急救的意义

1. 时间就是生命 当伤病发生后,每一分、每一秒的延迟都会带来不可挽回的损失。掌握急救知识、技能可以使公众懂得早期识别警示征象、早期拨打急救电话、早期给予必要的紧急救助措施,可以争取时间、挽救生命。

2. 正确施救 正确的急救可以减轻痛苦,稳定病情,防止情况恶化到不可逆的程度,从而达到减少伤残、挽救生命的目的;不规范的急救或错误的施救,不仅不能达到急救的目的,反而会给患者带来新的伤害和更加严重的后果。

3. 贵在预防 学习急救可以提高人们对环境的判断能力、紧急应变能力等综合急救素养。在日常生活中,这些能力可以防患于未然,避免很多意外事件的发生,让生活更安全。

二、现场急救的原则

(一)安全原则

1. 确保安全 在采取任何行动之前,请务必确认施救现场环境安全,并在施救过程中持续评估,避免身陷险境。有时候患者可能由于酒精或药物的作用而具有攻击性,盲目的施救有可能会带来更大的伤亡,急救员应随时评估环境的风险级别,确保自身、同伴、围观群众和患者的安全,必要时离开危险的现场。

2. 自身防护　在救治患者时,应注意避免交叉感染,急救前后要洗手。如果有条件,应采取必要的防护措施,例如戴防护手套以避免和患者血(体)液接触。

3. 防止二次伤害　在实施急救时,应采取正确有效的急救措施,没有把握不可盲目处理,防止加重损伤和二次伤害。

(二)时间原则

1. "钻石4分钟"　当患者发生呼吸、心搏骤停后,大脑皮质耐受缺血、缺氧的时间仅为4~6分钟。如果能在4分钟内实施高质量的心肺复苏可大大提高抢救成功率,改善预后。4分钟是心搏骤停患者最佳的抢救时间窗。

2. "铂金20分钟"　以北京急救中心2018年数据为例,急救响应时间约20分钟(即拨打急救电话至医务人员下急救车的时间平均为16.7分钟,他们下车后再步行赶到患者身边还需要几分钟)。据统计,我国各地的120急救系统到达现场的急救响应时间平均为20~30分钟。有的地区更长。第一目击者如果能在等待急救车的时间段里对患者进行及时正确的救治,就能大大提高抢救成功率。

3. "黄金时段"　近年来,人们发现很多急危重患者,如果能在特定的时间窗内接受特殊治疗,就会明显缓解病情,改善预后。例如,急性心肌梗死患者的黄金时段为120分钟(即从发病到开通患者闭塞的冠状动脉的时间);急性缺血性脑卒中的黄金时段为3小时(即从卒中症状出现到医疗人员将溶栓药物注入患者身体的时间),部分患者延长至4.5小时也可获益。其他危重症和重大创伤都有特定的最佳治疗时间窗。

4. 争分夺秒　第一目击者应该树立"时间就是生命,时间就是健康"的观念,争分夺秒地安排各项急救事宜。从拨打120电话开始,到患者被送往医院期间,医患沟通的有效性直接影响患者治疗的关键时间节点。家属应给予医疗人员必要的信任,积极配合,为医疗救治争取时间。尽量避免因医患沟通不利等原因导致患者错过接受特殊治疗的时间窗,影响患者的康复和痊愈。

(三)告知原则

1. 表明身份,征得同意　在实施急救之前,如果患者有意识,先向其表明自己身份,询问是否需要帮助,在征得同意的前提下进行救助。

2. 有效沟通,避免误解　急救员应语言清晰简洁,保持同理心,避免因患者的误解而产生敌意。

3. 没有反应,立即施救　对于没有意识反应的患者,不要耽误时间,在环境安全的前提下立即施救。

注意：在急救过程中要注意保留相关证据。这些证据是后期分析事故原因、判断病情、刑事侦查、民事诉讼的重要线索和依据。

（四）科学原则

1. 科学性　在施救时所采取的一切措施都应遵循公认的科学原则,避免非常理行为,例如:立即拔除插在患者胸部的刃器显然不是明智的决定。

2. 有效性　尽可能采取正确、有效的急救措施。

三、解剖与生理

（一）解剖

1. 系统解剖　人体包括呼吸系统、脉管系统、神经系统、运动系统、生殖系统、消化系统、泌尿系统、感觉器和内分泌系统。

2. 局部解剖　按部位划分,人体分为头部、颈部、胸部、腹部(图 1-1-1)、骨盆会阴部、背部和四肢,通常将胸部、腹部、背部和骨盆会阴部合称为躯干部。

（二）相关生理学知识

1. 人体是一个整体　细胞是能体现人体生命活动的最小单位,细胞和细胞间质共同构成组织、器官、系统,进而组成整个人体。人体各系统既具有本身独特的形态、结构和功能,又在神经系统的统一支配下和神经体液的调节下,相互联系、相互制约、协同配合,共同维持整个机体的生命活动。

2. 调节方式　人体的生理功能三大调节方式是神经、体液和自身调节。人体通过三种调节方式对各系统、器官、组织和细胞的各种生理功能进行有效的调节和控制,维持机

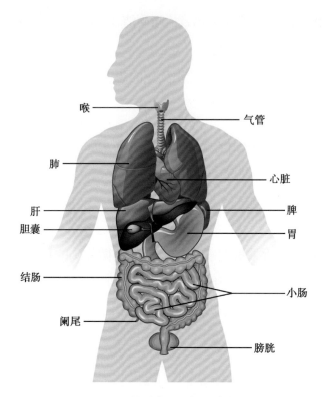

图 1-1-1　人体胸部、腹部器官解剖图

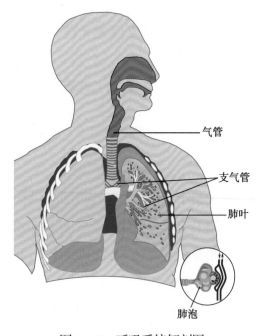

图 1-1-2　呼吸系统解剖图

体内环境及各种生理功能活动的稳态；也能根据外界环境做出适应性反应。

3. 基本功能　是指各系统维持生命活动最基本的生理功能。

（1）呼吸系统：呼吸系统（图 1-1-2）由气体通行的呼吸道和气体交换的肺所组成。呼吸道由鼻、咽、喉、气管、支气管和肺内的各级支气管分支所组成。从鼻到喉这一段为上呼吸道；气管、支气管及肺内的各级支气管的分支这一段为下呼吸道。其中，鼻是气体出入的门户，又是感受嗅觉的感觉器官；咽不仅是气体的通道，还是食物的通道；喉兼有发声的功能。呼吸道壁内有骨或软骨支撑以保持气道通畅；肺由肺内支气管和肺泡组成，气体进入肺泡内与毛细血管内血液进行气体交换。随着胸廓的扩张和回缩，空气经呼吸道进出肺称为呼吸运动。

（2）脉管系统：分为心血管系统和淋巴系统两部分。心血管系统由血液、血管和心脏组成（图1-1-3）。心血管系统是一个封闭的运输系统，其功能是为全身各组织器官运输血

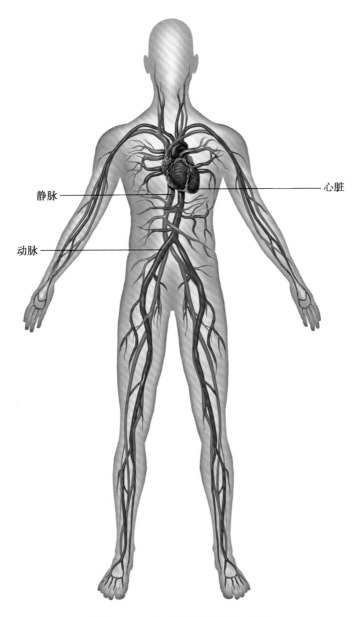

静脉

动脉

心脏

图1-1-3　全身血液循环示意图

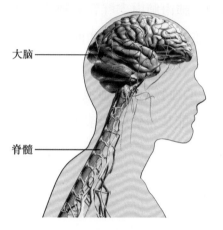

图 1-1-4　中枢神经系统解剖图

液,将氧气、营养物质和信息物质输送到组织细胞,同时将二氧化碳等代谢产物运走,以保证人体新陈代谢的正常进行。维持心血管系统于良好的工作状态,是机体得以生存的条件,而其中的核心之一是将血压维持在正常水平。

(3)神经系统:是机体内对生理功能活动的调节起主导作用的系统,主要由神经组织构成,分为中枢神经系统(包括脑和脊髓,分别位于颅腔和椎管内)(图 1-1-4)和周围神经系统(包括 12 对脑神经和 31 对脊神经)。

(4)消化系统:由消化道和消化腺组成(图 1-1-5)。消化道包括口、咽、食管、胃、小肠和大肠,消化腺由肝脏、胰腺和唾液腺组成,其功能是摄取、转运、消化食物和吸收营养、排泄废物。

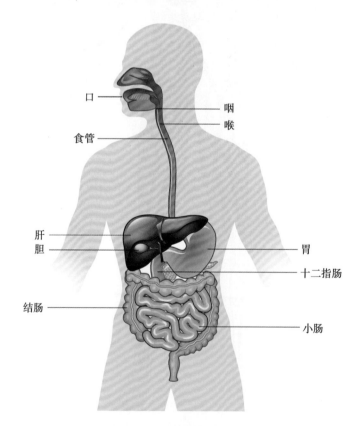

图 1-1-5　消化系统解剖图

（5）泌尿系统：由肾、输尿管、膀胱及尿道组成
（图1-1-6），其主要功能为排泄机体的代谢产物。

（6）内分泌系统：由内分泌腺（包括甲状腺、
卵巢、前列腺、肾上腺等）和分布于其他器官的内
分泌细胞组成，其功能是对整个机体的生长、发
育、代谢和生殖起着调节作用。

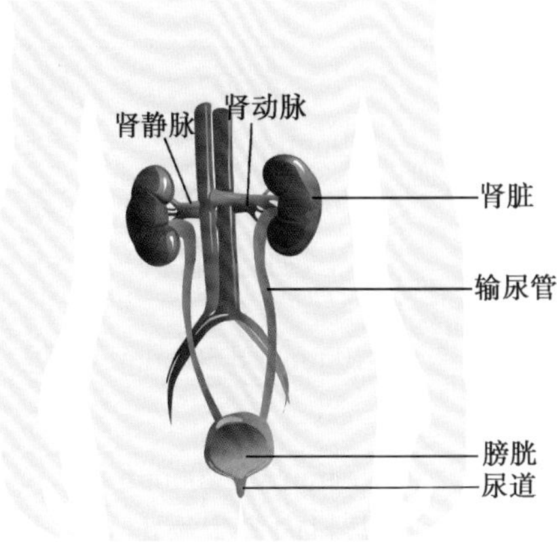

图1-1-6　泌尿系统解剖图

四、公共急救包的配置

公共急救包内配置物品，可根据当地具体情
况增加或减少，下面以《北京市公共场所急救设施设备配置指导目录（修订版）》为例介绍
相关配置。

（一）急救包配置（表1-1-1）

表1-1-1　急救包配置

名称	规格	单位	数量	名称	规格	单位	数量
碘伏棉签	双头8cm	根	20	普通创可贴	吸收垫尺寸25mm×18mm	片	20
碘伏消毒片	30mm×65mm	片	20	自粘伤口创可贴	6cm×7cm	片	5
酒精消毒片	30mm×65mm	片	20	人工呼吸面膜	210mm×300mm	个	5
无菌纱布块	75mm×75mm	块	5	清洁用生理盐水	15ml	支	2
弹性绷带	50mm×4 500mm	条	1	化学冰袋	100mm×160mm	个	有条件可配
	75mm×4 500mm	条	1	医用棉签	100mm	根	20
自粘性绷带	75mm×4 500mm	条	1	弯头绷带剪刀	18.5cm×9.1cm	把	1
	100mm×4 500mm	条	1	塑料镊子	120mm	个	1

名称	规格	单位	数量	名称	规格	单位	数量
急救止血绷带	100mm×4 500mm（敷料内含生物止血材料）	条	2	一次性丁腈手套	M 码	副	10
压缩曲线纱布	110mm×3 500mm	包	2	一次性医用口罩	17.5cm×9.5cm	个	10
急救包扎包	150mm×1 200mm（敷料内含生物止血材料）	包	1	护目镜	30mm×150mm	个	2
				铝膜保温毯	1 600mm×2 100mm	个	5
	200mm×1 400mm（敷料内含生物止血材料）	包	1	专用逃生哨	峰值：130dB	个	1
三角巾	压缩灭菌	个	5	电子体温计	不含水银	个	1
旋压式止血带	38mm×890mm	条	2	强光手电	最高亮度：350流明及以上；连续照明时间：3小时	个	1
可塑夹板	110mm×920mm	个	2	医疗废物收集袋	黄色不透明600mm×700mm	个	2

注：cm，厘米；mm，毫米；ml，毫升；dB，分贝

（二）自动体外除颤器（表 1-1-2）

表 1-1-2　自动体外除颤器

名称	规格	单位	数量	名称	规格	单位	数量
自动体外除颤器	双相波 / 支持全自动或半自动模式 / 支持成人和儿童模式	台	1	除颤电极片	成人	副	1
弯头绷带剪刀	18.5cm×9.1cm	把	1	除颤电极片	儿童（选配）	副	1

续表

名称	规格	单位	数量	名称	规格	单位	数量
人工呼吸面膜	210mm×300mm	片	2	一次性剃须刀	手动	个	1
AED 标志牌	300mm×400mm	个	1	AED 安装箱	根据具体情况	个	1

注:cm,厘米;mm,毫米

（三）选配器材（表 1-1-3）

表 1-1-3 选配器材

名称	规格	单位	数量	名称	规格	单位	数量
铲式担架	配置制式头部固定器	副	1	颈托	可调式	个	1
轮椅	不限	个	1	长脊柱板	配置头部固定器	套	1

第二节 急 救 员

一、职责与权利

（一）职责

1. **资质获得** 社会公众在卫生行政管理部门认证的培训基地内学习,完成急救员培训大纲要求的内容和学时,并通过考核,可获得相应级别的急救员证书。

2. **救助职责** 取得证书以后,可根据实际情况自行选择是否对患者实施现场急救。急救员的现场急救行为属于自愿行为,不得违反现行的相关法律规定,不得收取被救助者的任何报酬。一些特殊岗位的工作人员,如企业急救员、消防人员、救生员等,在工作时间有责任实施急救。

3. **保护隐私** 在施救过程中,要对患者的隐私给予保护,避免向他人泄露关于患者的个人资料、病情等信息。在急救过程中,除非必要,在公共场所应尽量避免不必要的身体暴露(尤其为女性患者急救时),如需暴露时应给予必要的遮挡。

4. 征求同意 实施急救前需要征求患者或家属的同意(表 1-2-1)。

表 1-2-1 与患者沟通时的三种情况

序号	条件
1	患者神志清楚,应向其介绍自己是急救员或曾接受过相关培训,征求对方同意后方可实施急救
2	患者表示拒绝急救,但出于你对患者病情的担心,你可以帮忙拨打急救电话 120,并守护在患者身旁,直到医务人员赶到
3	患者意识不清或无法回答,应协助报警,启动紧急医疗服务系统。报警后可根据具体情况决定是否实施其他急救措施

(二)权利

1. 使用急救物品 出现紧急情况时,可按规定使用配置在公共场所的急救包内物品、自动体外除颤器(automated external defibrillator, AED)及避险逃生类器材。

2. 必要的检查和处置 对现场患者进行必要的询问和检查,并进行初步处理,稳定病情。

3. 实施急救措施 在现场可实施心肺复苏、吸氧、通气、止血、包扎、固定、搬运、护送等必要的急救措施。

4. 指导及辅助 在现场指导群众自救、互救,在医疗人员指导下可进行其他相关辅助性急救工作。

5. 法律免责 根据《中华人民共和国民法总则》第一百八十四条规定,因自愿实施紧急救助行为造成受助人损害的,救助人不承担民事责任。

6. 紧急避险 急救员有权在自身安全受到威胁时,选择离开现场等避险措施,而不履行救助职责。

二、自我防护

急救员在完成对现场安全性的评估后,接触患者之前应采取通用的防护措施,包括正确洗手、使用个人防护用品、处理污染物品等,降低感染疾病的风险。在急救箱内应配备个人防护设备。

(一) 个人防护装备

1. 个人防护装备(personal protective equipment,PPE)　包括手套、口罩、护目镜以及人工呼吸面罩等。有一部分人(可能是急救员或患者)对乳胶手套过敏,应尽量使用不含乳胶的防护手套,例如丁腈手套。

2. 用途　防护手套、护目镜用于避免直接接触患者血液、体液(唾液、尿液等),保证安全。人工呼吸面罩在心肺复苏时使用。

(二) 通用防护措施

1. 通用防护措施(表 1-2-2)

表 1-2-2　通用防护措施

步骤	操作
1	急救时都应戴防护手套(图 1-2-1),如果是处理活动性出血患者,应戴上防护眼镜或护目用具(图 1-2-2),避免血(体)液溅入眼睛
2	将所有接触过患者血液的一次性用物,放置于塑料袋内或专用医疗垃圾收集袋,密封并按照公共场所的相关要求进行处理
3	急救员在实施急救前,以及急救完成、正确脱除手套后,用流动的清水和肥皂彻底洗手,时间至少 20 秒,如果不能洗手,请使用免洗洗手液

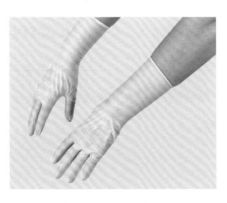

图 1-2-1　戴防护手套

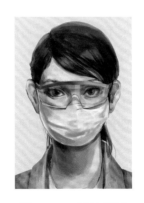

图 1-2-2　戴护目镜

注意:戴手套前尽量先清洗双手,保持手部干燥,并检查手套是否完好。

2. 正确洗手的步骤与方法(表1-2-3)

表1-2-3　正确洗手的步骤与方法

步骤	操作
1	用流动的清水冲洗双手,然后涂抹肥皂或洗手液
2	双手揉搓手掌、手背及指间所有皮肤,时间不少于20秒
3	用流动的清水彻底冲洗双手
4	用干净毛巾或纸巾擦干双手

(三)正确脱除防护手套,处理污染用物

1. 正确脱除手套的步骤与方法(表1-2-4)

表1-2-4　正确脱除手套的步骤与方法

步骤	操作
1	捏住一只手套外部靠近手腕的部分,向下翻卷,直到里层全部露在外面(图1-2-3A、B)
2	用另一只戴手套的手将脱除的手套握在手中
3	将已脱除手套的一只手的两根手指从另一只手上的手套袖口处塞入,避免接触手套外部(图1-2-3C)
4	脱除手套时,使其里层完全露在外面,第一只手套则包裹在里面(图1-2-3D)
5	如果手套上沾染了血液或体液,脱除后将其放入一个可密封的塑料袋内,然后再弃置

2. 处理污染用物　将所有接触过血液、体液的一次性用物放入指定收集袋内或按照当地相关管理部门的规定处理,防止污染环境。

(四)暴露于血液后的措施

1. 暴露的含义　如果患者的血液接触急救员的皮肤或者溅入其眼睛、口鼻中,

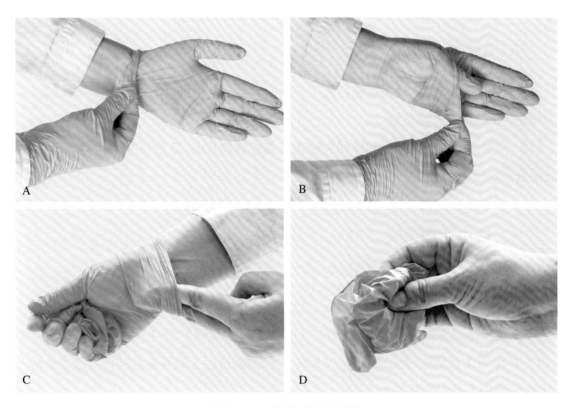

图 1-2-3 脱除手套的步骤

称为暴露。为了减少暴露的风险,在任何情况下接触患者,都应佩戴个人防护装备。暴露并不一定会感染。

2. 暴露于血液后的措施(表 1-2-5)

表 1-2-5 暴露于血液后的措施

步骤	操作
1	如果戴有防护手套,请将手套脱除
2	立即用肥皂和流动的清水洗手和接触的部位,时间至少 20 秒
3	如果有血液、体液溅入急救员的眼睛、鼻子、口腔内等部位,请用大量流动的清水冲洗
4	尽快联系医务人员,给予必要的处理

（五）注意事项

1. 注意保护　当急救员在施行人工呼吸时，可考虑使用呼吸面罩、呼吸防护膜以减少与患者的口对口直接接触。

2. 减少伤害　当接触到利器和尖锐物品如玻璃碎片时，急救员应特别留心，避免划破手套或导致手指受伤。

三、法律法规

（一）《中华人民共和国民法总则》

1. 实施时间与相关内容　《中华人民共和国民法总则》（以下简称《民法总则》）于2017年10月1日实施，其中第一百八十四条规定：因自愿实施紧急救助行为造成受助人损害的，救助人不承担民事责任。

2. 正确施救　虽然《民法总则》第一百八十四条鼓励"好心人"施救，但是我们应清醒地认识到，只有规范、正确的急救措施才可以最大限度挽救生命，避免加重伤害。

（二）《中华人民共和国侵权责任法》

1. 实施时间与相关内容　本法自2010年7月1日起实施。其中第三十一条规定：因紧急避险造成损害的，由引起险情发生的人承担责任。如果危险是由自然原因引起的，紧急避险人不承担责任或者给予适当补偿。紧急避险采取措施不当或者超过必要的限度，造成不应有的损害的，紧急避险人应当承担适当的责任。

2. 业界共识　紧急救助时，施救人在危急、紧迫的情形下，为了被救助人的重大利益，实施规范的急救措施的同时，损害了较小的利益，施救人可以援引紧急避险原则不承担民事责任。

（三）《院前医疗急救管理办法》

1. 实施时间　《院前医疗急救管理办法》（以下简称《办法》）由国家卫生和计划生育

委员会(现更名为国家卫生健康委员会)制定颁布,自 2014 年 2 月 1 日施行。

2.《办法》第二十九条规定 急救中心(站)和急救网络医院应当向公众提供急救知识和技能的科普宣传和培训,提高公众急救意识和能力。

(四)《北京市院前医疗急救服务条例》

1. 实施时间 《北京市院前医疗急救服务条例》(以下简称《条例》)由北京市人民代表大会常务委员会于 2016 年 7 月颁布,2017 年 3 月 1 日正式实施。

2. 提供法律保护 《条例》鼓励个人学习医疗急救知识,提高自救、互救能力,在急救人员到达前对急、危、重患者实施紧急现场救护,其紧急现场救护行为受法律保护。

3. 社会医疗急救培训 《条例》第四十二条规定:市卫生计生行政部门应当根据医疗急救规范和社会急救能力建设要求,编制统一的社会医疗急救培训大纲和教学、考核标准,并向社会公布。单位和个人开展社会医疗急救培训活动,应当执行统一的培训大纲和教学、考核标准。

4. 编写标准教材 北京市卫生健康委员会依据《条例》有关条款,于 2018 年 1 月 18 日发布《北京市社会医疗急救培训 - 急救员课程教学大纲(试行)》和《北京市公共场所医疗急救设施设备及药品配置指导目录(试行)》等文件,并于 2019 年 12 月对上述文件进行了修订(即《北京市社会医疗急救培训 - 急救证书系列课程教学大纲(修订版)》和《北京市公共场所急救设施设备配置指导目录(修订版)》等),本教材依据此大纲和目录进行编写。

5.《条例》规定 有以下扰乱院前医疗急救服务工作秩序、构成违反治安管理行为的,由公安机关按照《中华人民共和国治安管理处罚法》的规定给予行政处罚;构成犯罪的,依法追究刑事责任。

(1) 恶意拨打、占用急救呼叫号码和线路的。

(2) 阻碍执行院前医疗急救任务的院前救护车通行的。

(3) 侮辱、殴打急救人员,或者以其他方式阻碍急救人员实施救治的。

(4) 其他扰乱院前医疗急救工作秩序的行为。

备注: 目前深圳、上海、杭州、南京等地已相继出台地方条例,均对开展公众自救、互救知识和技能的培训活动提供法律保障。

（五）无因管理

1. 无因管理　是指当事人没有法定的或者约定的义务，为避免他人利益受损失而进行管理或者服务的事实行为。

2. 法律保护　医护人员在执业地点之外，根据现场条件对患者进行紧急救助的行为，并非一般意义上的诊疗行为，属于无因管理行为，不受《中华人民共和国执业医师法》和《护士条例》中关于执业地点的约束，应受到法律的保护。

第三节　现场急救程序

在救助患者时，遵循一定的程序是很重要的。急救现场环境复杂，人力、物力资源有限，很难面面俱到。按照一个科学的程序工作，可以帮助急救员分清主次，把握重点，条理清晰地处理复杂的急救问题。在紧急情况下，有的程序是可以同时进行的，例如：在紧急施救时打开手机免提模式拨打120急救电话呼救。

一、评估

（一）现场评估

1. 内容　包括对施救现场安全的判断、做好个人的防护、对群体伤患者人数的了解，特殊现场需要同时呼叫多部门联动，了解事故的原因和受伤机制。以上均是在未接触患者之前完成的。如果遗漏这一步骤，就可能使急救员和患者的生命都暴露在危险之中。

2. 受伤机制　是指患者受伤的方式和机制，比如高处坠落伤、机动车事故或爆炸伤等。从现场情况中容易获得，有时需要从对患者或旁观者询问中得出，这对判断伤情很有帮助。

（二）患者评估

1. 评估内容　检查患者有无致命大出血，检查生命体征包括意识、呼吸和脉搏，以及对创伤患者的伤势进行检查。

（1）致命大出血：确认现场安全后，接近患者的过程中观察其全身有无肉眼可见的活动性大出血，如有威胁生命的严重出血则应第一时间给予有效止血。

（2）检查意识反应（图1-3-1）：首先向神志清楚的患者表明身份，征求同意。如大声询问："你好，我学过急救，需要帮助吗？"征得同意后再施救。如患者无反应，应轻拍患者双肩并大声呼唤。

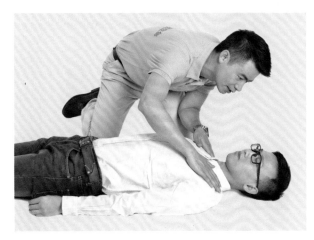

图1-3-1　检查患者意识反应

患者对任何刺激都没有反应即可认为意识丧失。此时应立即呼唤旁人帮忙并拨打120急救电话，拿来附近的急救物品。

如患者意识不清，但有呼吸和脉搏，应立即处理可能危及生命的病情，病情允许时将患者放置成复原卧位（即稳定的侧卧位），确保气道通畅。

（3）检查气道是否畅通：如果患者意识丧失，喉部肌肉就会松弛，舌根后坠，阻塞气道，呼吸时发出异常响声（有的类似打鼾声），甚至阻碍呼吸。因舌肌连着下颌，如果采取开放气道的手法，将下颌提起，可将舌根上抬，使气道畅通。

观察患者是否有异常呼吸杂音，清除患者口腔内的呕吐物、痰、血块等异物，使气道通畅。

（4）检查呼吸（图1-3-2）：通过观察胸腹部起伏、口鼻的呼吸动作来评估呼吸，如果观察5~10秒未见到患者胸腹部起伏，没有口鼻呼吸动作，即可认为患者已无呼吸。

有时患者会出现濒死样呼吸，表现为呼吸频率很慢，呼吸时张嘴并伴有下颌或头颈部移动，这种征象也是发生心搏骤停的表现，这需要一定的经验，对于非医务人员判断起来会有一定的困难。

异常呼吸：是指呼吸频率每分钟>30次或<10次，出现呼吸杂音。患者因情绪激动等非病理因素也可导致呼吸频率过快，应注意鉴别。

（5）检查脉搏（图1-3-3）：脉搏提示血液循环的状况。如果患者手腕处桡动脉的搏动

1

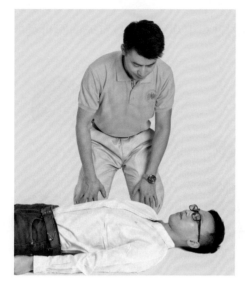

图 1-3-2　检查患者呼吸

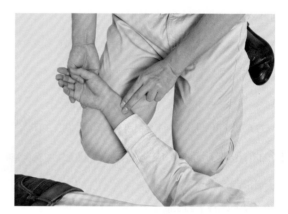

图 1-3-3　检查患者桡动脉搏动

消失,应注意排除休克状态。如果颈动脉搏动消失,提示心搏骤停。对于婴儿,应检查其肱动脉搏动。方法是触摸婴儿身体靠近急救员一侧的上臂中央内侧。非医务人员检查脉搏有一定困难,有时会因此延迟心肺复苏,故在复苏时不要求进行检查。

注意:以上评估只要有一项内容出现异常,应立即拨打急救电话120。

2. 处置措施　检查过程中如发现严重问题,除拨打急救电话120外,应实施紧急措施进行急救,包括制止严重出血、保持呼吸道通畅、改善呼吸、实施心肺复苏术等。有时需要急救员权衡即将采取措施的风险/收益比,尽可能提高收益比例。

3. 获取病史资料　进行评估时,如患者意识清楚,通过询问获得患者症状和既往病史,这些资料对疾病的诊断和治疗有很大帮助。询问的内容:患者的主要症状、既往病史、过敏史、服药史、最后一次进餐、事件的完整经过等。

二、急救四步法

通常情况下,急救员在现场展开急救时可按照急救四步法程序实施(表1-3-1)。

表 1-3-1　急救四步法

步骤	操作	步骤	操作
1- 评	评估环境,确保安全	3- 呼	呼叫报警,急救器材
2- 查	初步检查,必要措施	4- 救	详细检查,正确施救

（一）"1- 评"：评估环境,确保安全

1. 解除危险　在现场救助患者时,首要的工作是评估现场是否有潜在的危险。如条件允许,应尽可能解除。

（1）怀疑煤气泄漏的现场：切勿按电门铃和使用电话或开启任何电器,以免发出静电火花引起爆燃。

（2）交通事故现场：必须确保道路交通已被控制,正确摆放警示标识,观察车辆有无漏油,关闭汽车引擎及充分制动后,留意车辆变形产生的棱角和锐利边缘,然后方可按急救程序进行急救。

（3）触电事故现场：必须先用安全方法将患者与电源隔离或切断电源,然后方可接近患者。

2. 采取通用防护措施　在急救过程中,急救员可能接触到患者的血液或体液,如果急救员的皮肤有伤口,有些病原微生物如病毒、细菌等可能由此进入体内造成感染。在急救时,为防止急救员及患者之间的交叉感染,应采取通用防护措施。

3. 紧急转移　施救过程中,一般不移动患者,就地急救。只有当患者处在危险之中或重大急救措施不能实施时,方可移动。移动患者时应避免二次伤害。

（二）"2- 查"：初步检查,必要措施

1. 目的　明确患者是否需要急救,并在第一时间给予必要的救命措施。例如患者有活动性的大出血,此时应立刻为患者实施有效止血,同时尽快拨打 120 急救电话。

2. 内容和顺序　在初步检查阶段,应首先评估意识反应、气道是否通畅、呼吸和脉搏等生命体征是否正常。创伤患者应优先评估有无威胁生命的出血,然后评估其他伤势。

一般情况下,检查与急救可同时进行,先处理可能威胁生命的情况。急救员应随时留意患者的意识状态和语言内容,不断安慰及鼓励清醒的患者,需要医疗援助时应迅速求助。"2-查"的具体内容和要求可参考本节"患者评估"内容。

（三）"3-呼"：呼叫报警,急救器材

1. 呼喊求助　大声呼喊周边人员前来帮助。

2. 拨打120　"120"是全国统一的医疗急救报警电话号码,拨打120是启动紧急医疗应急反应系统的方式。当发生急症和人身伤害时,应尽快拨打120电话呼救,各急救中心、急救站会派出救护车、急救医生携带急救器材到现场实施专业急救,稳定患者病情,护送到医院(图1-3-4)。

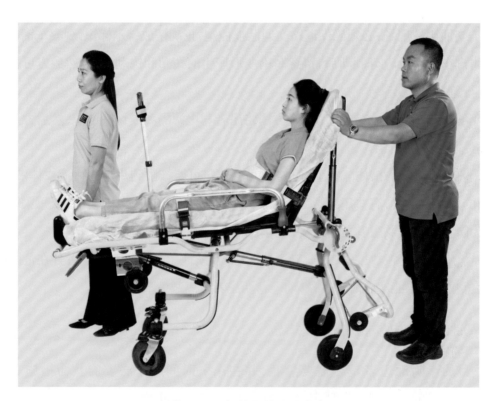

图1-3-4　急救人员护送患者

（1）现场独自一人：呼喊求助,如果无人应答,随身带有手机,将它置于免提模式实施呼救。

（2）他人在场：急救员应守在患者身边，准备施救，指派在场的其他人拨打 120 并取来急救器材。

（3）及时报警　尽早识别紧急事件并拨打 120。只要发生以下情况，就应该立即拨打 120 呼救。

1）评估异常：初步检查患者时发现任何一项异常者。

2）不知所措：急救员不知道该怎样处置，自觉能力不足。

3）情况严重：出现危重征象（表 1-3-2）或急救员主观感觉需要医疗救助时。

表 1-3-2　患者危重征象

序号	内容	序号	内容
1	意识不清，对声音或痛觉无反应	6	全身抽搐
2	胸部不适或胸痛	7	呼吸道异物梗阻
3	呼吸困难	8	急性中毒
4	突发偏瘫、失语、口角歪斜	9	有人试图自杀或遭到攻击等
5	严重创伤		

（4）拨打 120 的要点及注意事项（表 1-3-3）。

表 1-3-3　拨打 120 的要点及注意事项

序号	内容
1	讲清目的："这里有病人，需要急救车"（注意：首次接电话的可能是分流席的工作人员，确认呼叫目的后会转接派车席调度员，此时千万不要挂断电话）
2	讲清患者所处的地址：依次描述区、街道、小区（胡同）、楼号及门牌号，可借助显著的地标描述
3	简要描述最紧急最主要的情况及发生时间：如创伤、心脏病发作、呼吸困难等（注意：有的时候根据本地调度人员的询问程序，2 和 3 的次序可能有变化）
4	患者资料：尽可能提供患者大致年龄、性别、人群特点等

续表

序号	内容
5	特殊情况:大型事故灾难,如煤气泄漏、火灾、爆炸等。群体伤应尽量提供受伤人数、伤势和事故原因
6	联系电话:留下可联系电话并保持电话畅通
7	适时挂断:得到 120 调度提示后方可挂断电话。回答调度员的问题不会延误医疗救助

(5) 提示:有些地区 120 调度员使用电脑软件提示下的自动调派系统工作,报警人应依从 120 调度员的询问程序并用简短明确的语言回答。此时不要打断调度员的询问顺序。使用这些系统的调度员经常会通过电话对现场人员进行急救指导,请按照 120 调度员的指导进行操作。

3. 就近取得急救物品　如有可能尽快将附近的急救包和急救器材,如自动体外除颤器(AED)取到患者身边,以便在需要时为患者使用。急救员应熟知工作场所附近的急救箱和急救器材(包括 AED)的位置,尽快拿取使用。

(四)"4- 救":详细检查,正确施救

1. 详细检查,稳定病情　我国有些地区急救车的应急响应时间较长,在等待救护车和急救医生时,急救员可以根据情况对患者实施详细检查,并采取有效而安全的急救措施,稳定病情,减轻痛苦,防止恶化。

(1) 检查生命体征:持续观察意识、呼吸、脉搏的变化,危重患者每 5 分钟、稳定患者每 15 分钟重复检查 1 次,并进行记录。

(2) 询问病史:急救员还需要在现场去寻找和了解患者的病史、症状及体征,以判断伤势的轻重。清醒患者的病史可由患者自述,意识不清患者可由目击者叙述,观察环境寻找线索,在患者身上寻找有关的病历资料,例如带有医学信息的佩饰(项链或手环)。了解患者过去患有何种疾病或长期服用何种药物,以便准确地处理病(伤)情。

症状:患者描述的主观感觉,例如疼痛、口渴、发冷、恶心、麻痹、无法用力等。

体征:急救员运用视、听、触及嗅觉检查患者。亦可根据患者陈述的症状去检查,例如因患者自诉足踝疼痛而发现足踝肿胀的体征。

(3) 检查伤势:检查患者伤势(图 1-3-5)顺序是从头到脚,从上到下,两侧对比。注意有无出血、疼痛、肿胀或其他异常情况。为了方便检查,急救员有时需要为患者脱去衣物、鞋袜,但须尊重患者的隐私及减少对患者的不必要的移动。当脱除衣物有困难时,可用剪刀小心剪开。注意腹部内脏损伤不易察觉,需要反复检查,避免遗漏。

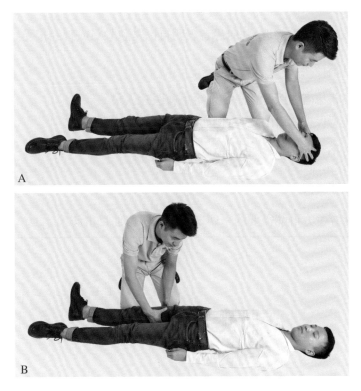

图 1-3-5　检查患者伤势

A.检查患者头部;B.检查患者四肢

2. 体位摆放　有意识反应的患者最初为俯卧位或者侧卧位时,如果可以检查到呼吸则不需要翻身,但影响呼吸检查时需将其翻成仰卧位。若患者没有意识反应,建议翻转为仰卧位检查呼吸。若患者神志清楚,尤其是呼吸困难的患者,可让其保持舒适体位。孕妇、口服中毒的患者建议左侧卧位更合理。

3. 妥善处理　针对清醒患者,对症处理。如患者意识不清,要确保呼吸道通畅,如有需要将其放置为复原卧位(复原卧位的操作步骤参见第三章第三节"昏迷"的处置)。

4. 施行急救措施的注意事项(表 1-3-4)。

表 1-3-4　施行急救措施的注意事项

序号	内容
1	急救员需保持冷静,切忌慌乱
2	估计患者人数,决定处理的优先次序
3	从患者正面接近,并向患者表明自己是急救员或曾经接受过急救培训
4	有效沟通、避免误解
5	请将患者的医疗信息提供给急救医疗人员 注意保护患者的隐私,例如病史及医疗状况
6	救护儿童时,必须先征得监护人的同意
7	如非必要,不应给予患者任何饮食或药物
8	保存警方可能需要的一切现场证据及留住目击证人

第四节　心　理　应　激

一、概述

(一) 概念

1. 应激源　应激源本意是刺激,包括心理的、社会的、文化的和生物的各种事件。自然灾害、战争和动乱、环境污染、交通拥挤等都能成为应激源。

2. 应激反应　就是对刺激的反应。个体在应激情况下出现的情绪反应,主要表现为抑郁、焦虑、紧张、担心、失眠、食欲改变、体重变化,从而影响工作、学习、人际关系。伴随应激的行为改变有回避、依赖、攻击、无助和物质滥用。

3. 心理应激　是指个体在察觉（认知评价）到环境刺激构成威胁或挑战时，必须做出的生理、心理及行为的适应性反应过程。

（二）发生机制

1. 必要条件　个人通过自身条件适应变化的环境和非正常事件，达到一种平衡或稳态。当无法维持平衡时就可能产生紧张、焦虑、无所适从等负面情绪，出现急性应激反应。

2. 促发因素　人在面临意外事故、惊险场面、对环境的不适应情况下，将产生强烈的心理应激反应。

二、心理调节的方法

（一）心理救助的态度

1. 同理心　施救者应具有同理心，设身处地为患者着想。

2. 关心与陪伴　施救者应真诚地关心、照顾和陪伴患者。

（二）心理调节的方法

1. 指导　指导个体通过"问题解决"来应对。

2. 再评价　指导个体对应激源的再评价，即改变原有的认知评价。

3. 提供帮助　给予患者安全感和抚慰，如给予一杯温水、一把椅子、关心的语言等，或帮助寻求社会支持。

4. 转移　分散注意，即采用"转移"的应对方式。

5. 其他　积极倾听、语言释放（哭喊、倾诉）、松弛训练、体育运动、催眠、暗示、药物、心理治疗等。

1

三、心理行为变化对急救的影响

（一）积极的心理行为变化

适度的情绪唤起、注意力集中、动机的调整及思维活动的活化，在急救环节起到积极促进作用。

（二）消极的心理行为变化

过度的焦虑或紧张，情绪过于激动，攻击、逃跑和退缩等，这些会阻碍急救行为的实施，不利于患者的预后。

章末思考题

1. 现场急救的原则有哪些？
2. 急救四步法的内容有哪些？
3. 施救时确保安全应考虑哪些方面？
4. 什么时候需要拨打 120？正确拨打 120 的要点有哪些？

第二章　基本生命支持

教学目标

掌握：

1. 心肺复苏的适应证。
2. 成人心肺复苏操作技能。
3. 婴儿心肺复苏操作技能。
4. 成人、儿童、婴儿心肺复苏技术区别。
5. 生存链概念。
6. 判断意识、呼吸的方法。
7. 自动体外除颤器的操作技能。

熟悉：

1. 儿童胸外按压的特点。
2. 终止心肺复苏的条件。

了解：

1. 胸外按压、人工呼吸原理。
2. 自动体外除颤器概念及特殊环境下的使用。

2

第一节 概 述

一、维持生命的基本条件

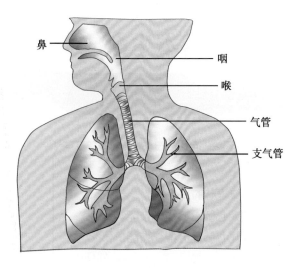

图 2-1-1 气道解剖图

1. 气道 为气体进出人体的通道,包括鼻、咽、喉、气管、支气管(图 2-1-1)。气道通畅确保空气能进入肺内。

2. 呼吸 是指机体与外界环境之间气体交换的过程。通过有效呼吸(图 2-1-2),氧气才可以进入肺内,再通过肺部进入血液,输送到全身各个器官组织。各器官组织产生的代谢产物,如二氧化碳再经过血液循环运送到肺,然后经呼吸道排出体外。如果氧气供应受到影响或阻碍,就会对生命构成威胁。

3. 血液循环 整个生命活动过程中,心脏不停地跳动,推动血液在心血管系统内循环流动。心血管系统由心脏和血管组成,血管又由动脉、静脉和毛细血管组成(图 2-1-3)。通过血液循环将营养物质和氧气输送到全身各处,同时将机体产生的二氧化碳和废物排出。循环功能一旦发生障碍,人体重要脏器将受到严重损害,甚至危及生命。

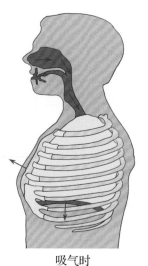
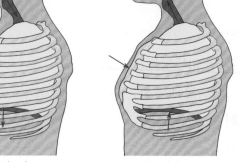

吸气时   呼气时

图 2-1-2 人体呼吸模式图

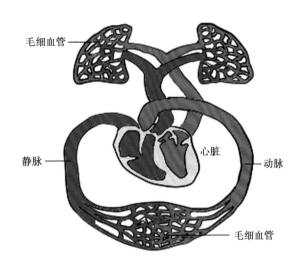

毛细血管

静脉　　　心脏　　　动脉

毛细血管

图 2-1-3　血液循环示意图

二、心搏骤停与呼吸骤停

1. **心搏骤停**　是指心脏由于某种原因突然停止有效搏动,泵血功能消失,引起全身严重缺血、缺氧。心搏骤停若不及时抢救可直接导致死亡。

2. **呼吸骤停**　是指人的呼吸运动突然停止,常见原因包括脑卒中、药物过量、溺水、窒息等。呼吸骤停如不纠正,很快会导致心搏骤停。

三、心肺复苏与自动体外除颤器

1. **心肺复苏**(cardiopulmonary resuscitation,CPR)　是挽救心搏骤停、呼吸骤停患者的急救技术,即通过胸外按压(图 2-1-4)和人工呼吸(图 2-1-5)的方法形成暂时的人工血液循环和呼吸运动,以维持患者心、脑等重要器官的存活,提高心搏骤停的抢救成功率。

2. **自动体外除颤器**(automated external defibrillator,AED)　是一种安全、便携、易操作的急救设备(图 2-1-6),自动检测导致心搏骤停的异常心脏节律——心室颤动等,并实施电击除颤,从而使心搏恢复,挽救生命。它适用于成人、儿童、婴儿。

3. **配合使用**　第一目击者早期识别心搏骤停患者,及早拨打 120,尽早实施 CPR 并配合 AED 的使用,可显著提高心搏骤停抢救成功率。

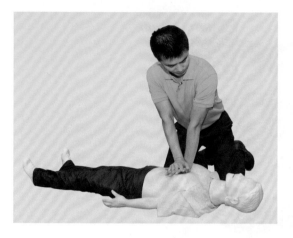

图 2-1-4　胸外按压

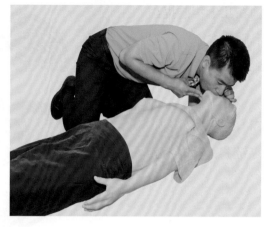

图 2-1-5　人工呼吸

4. 及时规范　心搏停止 4~6 分钟以后，大脑皮质就开始发生不可逆转的损伤，超过 10 分钟，大部分脑组织均已坏死。心肺复苏的最终目的是恢复患者的大脑功能，即实现心肺脑复苏。脑复苏的关键是在心搏停止 4 分钟内进行心肺复苏。规范实施心肺复苏，可提高复苏成功率。有的第一目击者担心对患者实施胸外按压可能造成严重的

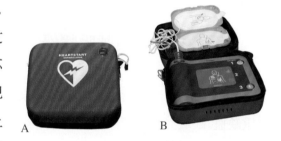

图 2-1-6　自动体外除颤器（AED）
A. AED（未打开）；B. AED（打开）

并发症，实际上，只要实施规范的操作，出现这种风险的概率就会很低。但是如果未及时给予心搏骤停患者 CPR 抢救，患者的结局必然是死亡！

5. 电话指导　相关研究表明，第一目击者在 120 调度员电话指导下进行心肺复苏，可提高心搏骤停的抢救成功率。5G 等新科技的应用，会提高 120 调度员电话指导的准确性与效率。

四、生存链

1. 生存链　将抢救心搏骤停的关键要素按照发生的时间顺序串联在一起，形成一个由五个环组成的"生命的链条"，称为生存链。生存链的概念是由欧美国家的专业研究机

构在几十年前提出来的,2020 年进行了更新。生存链的意义在于,提高社会公众对影响心肺复苏成功率关键因素的认识,从而身体力行,将生存链六环紧密连接,环环相扣,提高心搏骤停患者的抢救成功率。

2. 分类 根据年龄特点将生存链分为成人和儿童两个类别。发生在医院之内(院内)、医院之外(院外)的心搏骤停的生存链内容有所不同。以下主要介绍成人院外生存链和儿童生存链。

(1) 成人院外生存链(图 2-1-7,表 2-1-1)

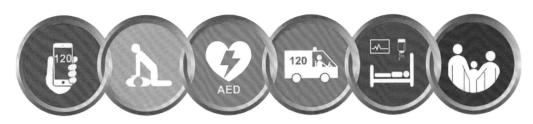

图 2-1-7 成人院外生存链

表 2-1-1 成人生存链(院外)

第一环	立即识别心搏骤停,启动应急反应系统
第二环	尽早实施高质量心肺复苏
第三环	使用 AED 快速实施除颤
第四环	使 120 急救车尽快到达,提供有效的高级生命支持
第五环	自主循环恢复后,在医院内接受多学科综合治疗
第六环	复苏后的康复治疗

第一环 立即识别心搏骤停,启动应急反应系统。

当发现患者出现意识不清应立即拨打急救电话120,并取来急救物品。如 5~10 秒内发现无呼吸或为濒死样呼吸,非医疗人员可判断患者出现心搏骤停。

第二环 尽早实施高质量心肺复苏。

经过评估确认患者发生心搏骤停后,应立即给予持续心肺复苏,特别是高质量的胸外按压。如急救员不愿或不能给予人工呼吸,亦应单纯给予胸外按压,直至专业急救人员到场接替。

2

第三环　使用 AED 快速实施除颤。

大多数患者发生心搏骤停的早期,心脏都是处于一种称为"心室颤动"(简称室颤)的状态(图 2-1-8),此时心脏无法泵出血液。唯一有效治疗室颤的方法是电击除颤。对心搏骤停的患者来说,电击时间的早晚是决定能否存活的关键。AED 是一种现场急救的便携式急救设备,其可以经内置电脑分析,确定患者是否需要并给予电击除颤。社会公众经过短期培训,即可掌握操作技术。公共场所普遍安装 AED,可使在医院外发生室颤的患者得到及时的电击治疗。

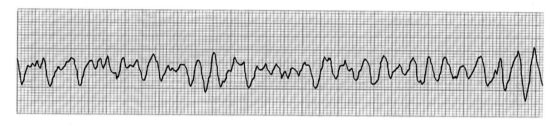

图 2-1-8　室颤波形图

第四环　使 120 急救车尽快到达,提供有效的高级生命支持。

完善的城市急救医疗服务体系建设、第一目击者早期呼叫 120、社会车辆为急救车让行,是影响急救医疗服务早期到达现场,也是缩短急救反应时间的关键因素。急救人员到现场可以实施有效的高级生命支持,包括开放静脉通道、应用复苏药物、心脏电击除颤、人工或机械辅助通气等,并尽快将患者转运至有能力提供进一步救治的医院。

第五环　自主循环恢复后,在医院内接受多学科综合治疗。

恢复自主循环的患者应尽快到医院接受复苏后的多学科综合治疗,才能够最终实现心肺脑复苏成功。

第六环　复苏后的康复治疗。

(2) 儿童生存链(图 2-1-9,表 2-1-2)

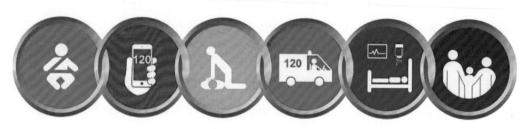

图 2-1-9　儿童生存链

表 2-1-2　儿童生存链

第一环	预防	第五环	自主循环恢复后,在医院内接受综合治疗
第二环	尽快拨打急救电话并取来急救器材		
第三环	早期高质量心肺复苏	第六环	复苏后的康复治疗
第四环	有效的儿科高级生命支持		

儿童生存链强调预防儿童伤害的重要性。儿童发生意外伤害,需要心肺复苏时,第一目击者如果独自一人且无手机,应先实施心肺复苏 2 分钟,再打电话呼救。

五、终止心肺复苏的条件

一旦确认患者发生心搏骤停或呼吸骤停,心肺复苏必须持续进行,除非出现以下情况:

1. 复苏有效　患者恢复自主呼吸和心跳,或出现肢体活动等复苏有效的指征。

2. 医务人员到达　接替实施高级生命支持。

3. 现场环境不安全　威胁到急救员的生命安全。

第二节　心 肺 复 苏

一、原理

(一)胸外按压的原理

1. 胸泵原理　按压胸骨时,胸腔内压力增大,进而促使血液流动,使心脏内血液泵入动脉;在放松按压后,胸腔内压力降低,静脉血回流至心脏,使心脏恢复充盈。

2. 心泵原理　心脏直接受到挤压也会产生排血,放松时,心脏回弹舒张,使静脉血回流。

3. 共同作用　多数学者认为,胸外按压能维持血液循环是以上两种机制共同作用的结果。有效的胸外按压可使心脏排血量达到正常心搏时的30%,可以满足人体最低血液循环的需要(图2-2-1)。

(二) 人工呼吸的原理

1. 压力差 运用肺内压与大气压之间压力差,使患者通过被动式呼吸,获得氧气,排出二氧化碳,维持生命所需的气体交换。

2. 保证氧供 空气中氧气含量为20.94%,人体呼出的气体中氧气含量为16%~18%(图2-2-2),经急救员平静呼出的气体进入患者体内,可以保证患者重要脏器的最低需要的氧气供应。

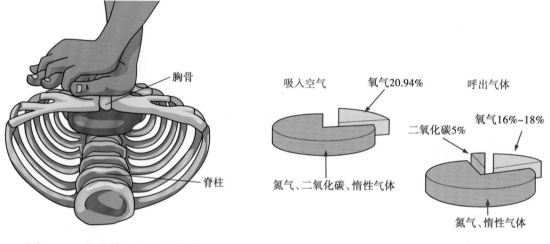

图 2-2-1　胸外按压原理示意图　　　　图 2-2-2　呼吸时氧气含量图

二、评估技术

1. 评估意识 轻拍患者双肩,大声呼唤,如无反应则考虑意识丧失(图2-2-3)。

2. 评估呼吸 观察患者胸腹部有无起伏、有无口鼻的呼吸动作(图2-2-4),用时5~10秒,如未见到起伏或呼吸动作则视为呼吸停止。部分患者表现为呼吸频率缓慢且不规则,呼吸时张嘴并伴有下颌或头颈部移动,为濒死叹息样呼吸,此种呼吸为无效呼吸,也需要心肺复苏,但评估时有一定难度。

3. 评估脉搏 用2~3根手指触摸患者颈部一侧颈动脉搏动,用时5~10秒,如第一响

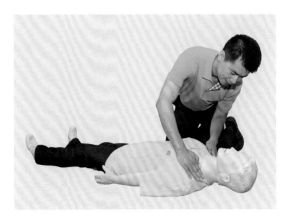

图 2-2-3　评估意识反应

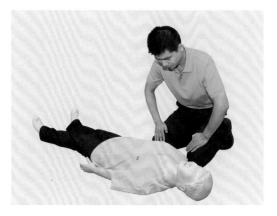

图 2-2-4　评估呼吸

应人为医务人员,在评估呼吸时应同时评估颈动脉搏动(图 2-2-5)(适用于成人、儿童)或肱动脉(适用于婴儿)。

注意:如施救者为公众,则不需要进行此项脉搏检查。

　　4. 评估心搏骤停　急救员评估患者时,需要满足患者意识丧失且呼吸停止或仅有濒死叹息样呼吸的条件,即为心搏骤停,应立即开始心肺复苏。当第一响应人为医务人员时除上述条件外要确认颈动脉(成人、儿童)或肱动脉(婴儿)搏动消失。

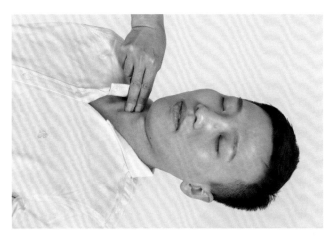

图 2-2-5　检查颈动脉搏动

三、操作技术

（一）体位

1. 患者体位　实施心肺复苏时，患者仰卧位，需在一个坚实的平面上。如果患者躺在软床或沙发上，应迅速将其移至地面或在背部垫上硬板。

2. 急救员体位　急救员可站立或跪在患者的一侧，如果现场环境有限，可采取变通的方法，以操作方便为宜。

（二）胸外按压

1. 部位　胸骨下半部（参考位置：标准体型患者为两乳头连线与身体正中线的交点）。

2. 方法　为成人患者胸外按压时急救员双手掌根重叠，贴腕翘指，双上肢伸直夹紧，以髋关节为轴，垂直向下按压（图 2-2-6）。儿童采用单手（图 2-2-7）或双手按压，婴儿采用双指法（图 2-2-8）或双拇指环绕法（图 2-2-9）或单手按压。

3. 技术要点

（1）按压频率：每分钟 100~120 次。

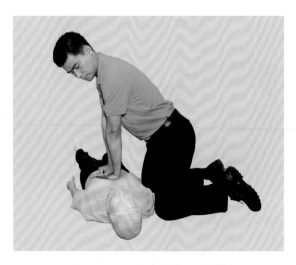

图 2-2-6　成人胸外按压（侧位）

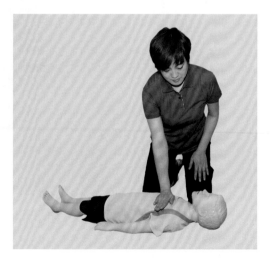

图 2-2-7　儿童单手胸外按压

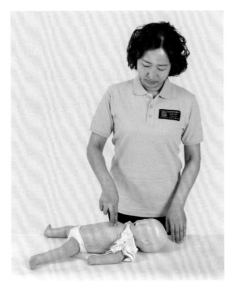
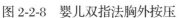

图 2-2-8　婴儿双指法胸外按压

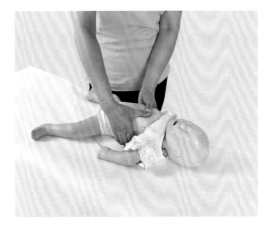

图 2-2-9　婴儿双拇指环绕法胸外按压

（2）按压深度：成人 5~6 厘米；儿童大约 5 厘米，婴儿大约 4 厘米，或为儿童、婴儿胸部厚度的 1/3。

（3）完全回弹：确保每次按压后胸部完全回弹（图 2-2-10），上抬时掌根与患者胸部保持接触但不要倚靠。

（4）减少中断：按压中断时间应控制在 10 秒之内。

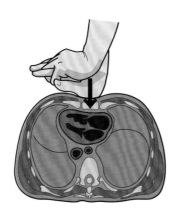
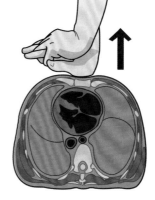

图 2-2-10　胸外按压回弹示意图

（三）开放气道

1. 方法　采用仰头提颌法开放患者气道，一手压患者前额，另一手中指、示指置于患者下颌的骨性部位，向上抬起，使头部后仰（图2-2-11），但要避免压迫颈部软组织。

如怀疑有颈椎损伤风险，应谨慎使用这种打开气道的方法，可采用创伤推颌法（图2-2-12）。

2. 注意事项　呕吐物、痰液、血液、义齿等异物可能造成气道阻塞。在开放气道的同时，如有可见的异物应及时清除，保持气道通畅。

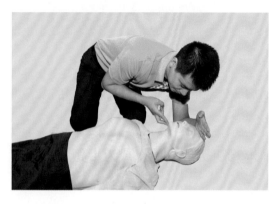
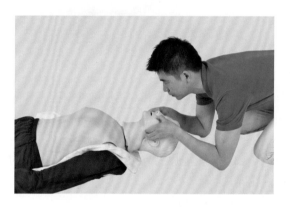

图2-2-11　仰头提颌法开放气道　　　　图2-2-12　创伤推颌法开放气道

（四）人工呼吸

1. 方式　人工呼吸的常用方式有口对口、口对口鼻、口对简易面罩等。实施人工呼吸时急救员应使用防护隔离装置。

2. 建议　如急救员不愿或不能进行口对口人工呼吸，可给予单纯胸外按压。由于我国急救车响应时间较长，应鼓励急救员在实施心肺复苏时给予人工呼吸，这样可以提高复苏成功率。尤其是救助儿童、婴儿时，他们发生心搏骤停多为呼吸系统疾病所致，给予人工呼吸显得尤为重要。

3. 方法

（1）口对口人工呼吸（图2-2-13）：急救员一手捏住患者鼻部，用嘴将患者的嘴封住，使之不漏气，再给予持续1秒的吹气，可见患者胸部起伏为成功的标志。通常连续通气2次，

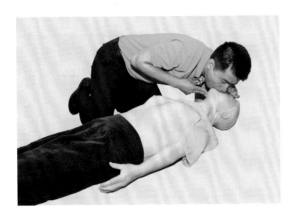

图 2-2-13　口对口人工呼吸

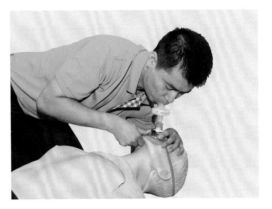

图 2-2-14　口对简易面罩人工呼吸

2 次之间间隔 1 秒。

（2）口对口鼻人工呼吸：急救员用嘴将患者的口鼻封住，再给予持续 1 秒的吹气，可见患者胸部起伏为成功的标志。实施婴儿人工呼吸时使用此方法。

（3）口对简易面罩呼吸（图 2-2-14）：简易面罩通常有一个单向阀门，可阻止患者排出的气体进入急救员的口腔内，具有很好的隔离效果。面罩形状多一侧为尖头，放置时将该侧放置在患者鼻梁上，通气前务必确保气道开放和面罩与患者脸颊之间形成气密连接，这样通气效果较好。

4. 提示　进行人工呼吸时，如第 1 次通气时未见胸部起伏，则应重新调整气道，再次实施人工呼吸，如仍未成功，应立即恢复胸外按压，确保按压中断时间小于 10 秒。

5. 说明　胸外按压与人工呼吸比例为 30∶2，即胸外按压 30 次、人工呼吸 2 次为 1 个循环，5 个循环约 2 分钟时间。

（五）高质量心肺复苏的关键点（表 2-2-1）

表 2-2-1　高质量心肺复苏的关键点

要点	具体内容
用力压	成人按压深度至少 5 厘米，不要超过 6 厘米。儿童按压深度大约 5 厘米，婴儿按压深度大约 4 厘米，或为儿童、婴儿胸部厚度的 1/3
快快压	保持按压频率 100~120 次 / 分
少中断	尽量减少按压中断，中断按压时间小于 10 秒

续表

要点	具体内容
要回弹	确保每次按压后胸部完全回弹,胸部回弹时急救员的手臂不要倚靠在患者胸壁上
免过度	为避免过度通气,急救员实施人工呼吸时不要深吸气,成人每次人工呼吸量为400~600毫升,通气时间持续1秒,通气后可见胸部微微起伏
勤交换	为确保按压质量,心肺复苏进行5个循环(约2分钟)或在感到疲劳时提前交换按压职责,交换时间应小于5秒

第三节　自动体外除颤器

一、原理

1. 心室颤动　正常心脏搏动是有规律的收缩和舒张。心室颤动(简称室颤)时心律严重紊乱,心肌毫无规律地快速微弱颤动,心脏没有有效的收缩和舒张,不能泵血,相当于心搏停止,此时人体已经开始了死亡的进程。据相关统计,大约80%非创伤性心搏骤停患者最初的心律表现为"室颤"。当发生特别严重的心动过速时,心脏同样无法泵出充足的血液,这种情况通常会很快演变成室颤。若不立即救治,死亡不可避免。

2. 电击除颤　即以一定量的电流电击心脏使室颤终止的方法。这种电击治疗,可以消除室颤和一些恶性心动过速,恢复心脏正常的泵血功能。

3. 自动体外除颤器(AED)　AED是一种现场急救的便携式电子设备。与医务人员使用的除颤器不同的是,AED经内置电脑分析,确定患者是否需要并给予电击除颤。除颤过程中,AED的语音提示或屏幕显示使操作简便易行。AED对多数公众来说,只需几小时的培训便能操作。值得注意的是除颤器本身并不能让患者恢复心搏,而是通过电击使室颤终止。心脏摆脱室颤的干扰后,需要依靠自律性恢复搏动。电击后立即开始胸外按压有助于心搏恢复。AED在放电后有语音提示急救员进行心肺复苏操作。有数据显示,发生室颤时,每延迟1分钟除颤,除颤成功率下降7%~10%。在紧急情况下,尽早使用AED对心搏骤停的患者进行电击除颤,对挽救生命将起到至关重要的作用。

二、操作技术

1. 操作原则 按开机键或打开电源后要严格按照 AED 语音提示操作,有些 AED 配有图示指导,急救员按流程施救。

2. AED 的操作步骤(表 2-3-1)

表 2-3-1 AED 的操作步骤

步骤	操作
1- 开机	按下电源键(图 2-3-1A),有些 AED 打开盖子时会自动开启电源,可按其发出的语音提示进行操作
2- 连接	撕去自粘式电极片贴膜,按照图示,将一个电极片贴在右锁骨正下方,另一个电极片贴在左乳头的外下方,电极片上缘距腋下 7~8 厘米(图 2-3-1B),为婴儿使用时可将其分别贴在胸、背部相应区域。有些 AED 需要将电极片插头与机器连接
3- 分析	贴好电极片后,AED 开始自动分析患者心律,此时急救员应确保没有任何人与患者接触(图 2-3-1C)。AED 分析心律的过程需数秒。当 AED 语音提示"需要电击"时,AED 自动充电。如 AED 语音提示"不需要电击",AED 则不会充电,急救员应持续心肺复苏,除非患者有自主呼吸或活动的迹象
4- 放电	当看到放电键闪烁、蜂鸣音提示时,确认所有人离开后,按下放电键(图 2-3-1D),放电后立即恢复胸外按压(图 2-3-1E) 在施救期间切勿撕下电极片或关机,AED 每 2 分钟会重新分析心律,急救员遵循语音提示操作

三、注意事项

1. 排除因素 若患者胸毛过多则应快速剃除;若身上有水或有汗,应迅速擦拭;若电极片的贴片区域有膏药或药物贴片,应迅速移除;若贴片区域有植入性起搏器,则调整贴片位置,不要将其置于起搏器上方皮肤,避免影响电击效果。

2

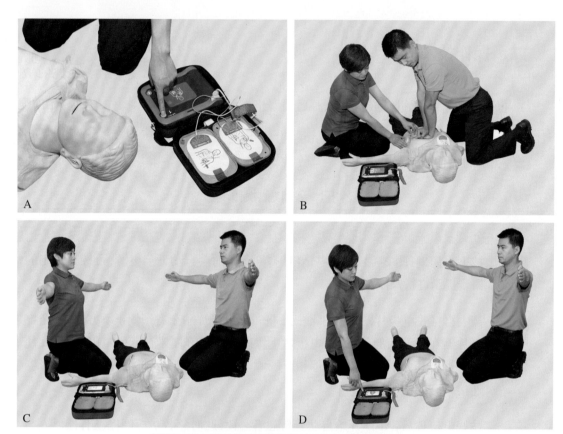

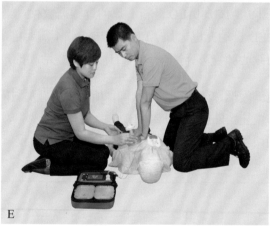

图 2-3-1　自动体外除颤器（AED）的操作步骤
A. 开机；B. 连接；C. 分析；D. 放电；E. 持续心肺复苏

2

2. 特殊环境　患者在雪地和小水坑时亦可正常使用 AED。

3. 特殊人群　8 岁以下的儿童、婴儿或体重低于25公斤者,应使用专用的儿童电极片(图 2-3-2),如果没有亦可用成人电极片代替,但是应注意贴片位置。但儿童电极片不能用于成人。如果 AED 设置有儿童模式应注意选用。

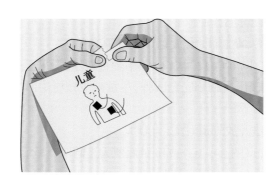

图 2-3-2　儿童电极片

第四节　综合复苏流程

一、成人复苏流程

1. 适用人群　青春期以上患者。青春期的划分:出现第二性征,男性喉结发育及腋毛出现,女性乳房发育。如果不能确定是成人还是儿童,请将其视为成人提供救治。

2. 成人复苏流程(表 2-4-1)

表 2-4-1　成人复苏流程——成人单人心肺复苏操作步骤

步骤	操作
1- 评	评估环境,确保安全(图 2-4-1A)
2- 查	通过轻拍双肩、大声呼唤(图 2-4-1B)来确认患者是否有意识,如无任何反应则进入第 3 步
3- 呼	呼喊求助,让前来帮忙的人拨打 120,拿急救器材(图 2-4-1C)。如果是独自一人,手机开启免提模式拨打 120

续表

步骤	操作
4-救	(1) 检查呼吸,用 5~10 秒观察胸腹部有无起伏(图 2-4-1D),如无呼吸或仅有濒死叹息样呼吸,开始心肺复苏 (2) 将患者放置于坚实的平面上,取平卧位 (3) 胸外按压(图 2-4-1E) ① 双掌根重叠,贴腕翘指,放置于胸骨下半部 ② 按压 30 次,以 100~120 次 / 分频率垂直按压,深度至少 5 厘米,不超过 6 厘米,确保每次按压后胸廓完全回弹,尽量减少按压中断时间 (4) 人工呼吸 ① 仰头提颌法开放气道(图 2-4-1F) ② 采用口对口(图 2-4-1G)或口对面罩人工呼吸 2 次,每次吹气持续 1 秒 ③ 确保每次吹气时有可见的胸部隆起,避免过度通气 (5) 尽早应用 AED ① 如可以获取 AED,应尽早应用 ② 开机后按语音提示操作(参见本章第三节"AED 的操作步骤") ③ 确保"分析心律"和放电时无人接触患者(图 2-4-1H) (6) 提示:实施 30 次胸外按压、2 次人工呼吸交替进行,尽早应用 AED。如有旁人在场,每 2 分钟交换 1 次按压职责,以确保胸外按压质量。直到医务人员到场接替或患者有反应

提示:"1- 评、2- 查、3- 呼"的具体内容和要求可参考第一章第三节中的"患者评估"内容,以下同。

二、儿童复苏流程

1. 适用人群　1 岁至青春期的患儿。

2. 儿童心搏骤停　多是由于呼吸系统疾病、意外伤害、气道异物梗阻等原因引起的。针对儿童伤害,儿童生存链强调以预防儿童伤害放在第一位,重视儿童安全教育。在发生心搏骤停时,如只有一名急救员且身边无手机应先进行 2 分钟心肺复苏,再去拨打急救电话,这对提高儿童的复苏成功率有促进作用。

2

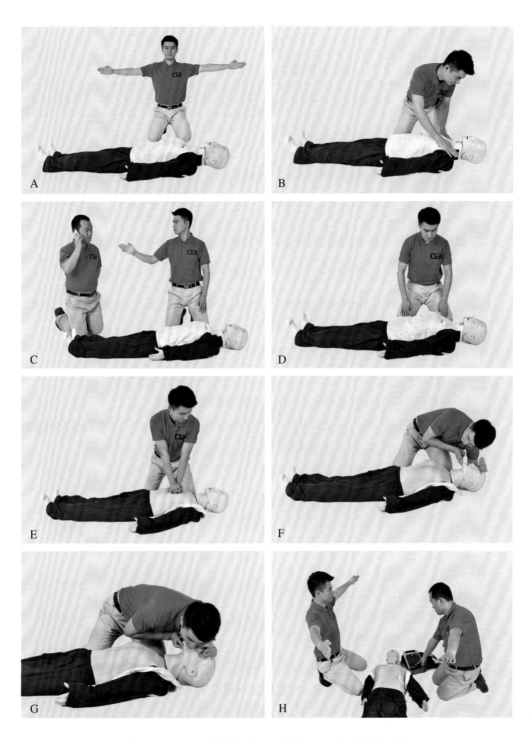

图 2-4-1　成人复苏流程——单人心肺复苏操作步骤

A. 确保现场环境安全；B. 评估意识反应；C. 启动应急反应系统；D. 评估呼吸；E. 胸外按压；F. 开放气道；G. 人工呼吸；H. AED 操作

3. 儿童复苏流程(表2-4-2)

表2-4-2　儿童复苏流程——儿童单人心肺复苏操作步骤

步骤	操作
1-评	评估环境,确保安全(图2-4-2A)
2-查	通过轻拍双肩、大声呼唤(图2-4-2B)来确认患儿是否有意识,如无任何反应则进入第3步
3-呼	呼喊求助,让前来帮忙的人拨打120,拿急救器材(图2-4-2C)。如果独自一人,手机开启免提模式拨打急救电话
4-救	(1) 检查呼吸,用5~10秒观察胸腹部有无起伏(图2-4-2D),如无呼吸或仅有濒死叹息样呼吸,开始心肺复苏 (2) 将患儿放置于坚实的平面上,取平卧位 (3) 胸外按压 　① 单掌或双掌根重叠(图2-4-2E),放置于胸骨下半部 　② 按压30次,以100~120次/分频率垂直按压,深度大约5厘米或为胸部厚度的1/3,确保每次按压后胸廓完全回弹,尽量减少按压中断时间 (4) 人工呼吸 　① 仰头提颌法开放气道(图2-4-2F) 　② 采用口对口(图2-4-2G)或口对面罩人工呼吸2次,每次吹气持续1秒 　③ 确保每次吹气时有可见的胸部隆起,避免过度通气 (5) 尽早应用AED 　① 如可以获取AED,应尽早应用 　② 开机后按语音提示操作(参见本章第三节"AED的操作步骤"),如有可能需选用儿童模式和儿童电极片 　③ 确保"分析心律"和放电时无人接触患儿 (6) 提示:实施30次胸外按压、2次人工呼吸交替进行,尽早应用AED。如有旁人在场,每2分钟(疲劳时可更早)交换1次按压职责,以确保胸外按压质量。直到医务人员到场接替或患儿有反应

2

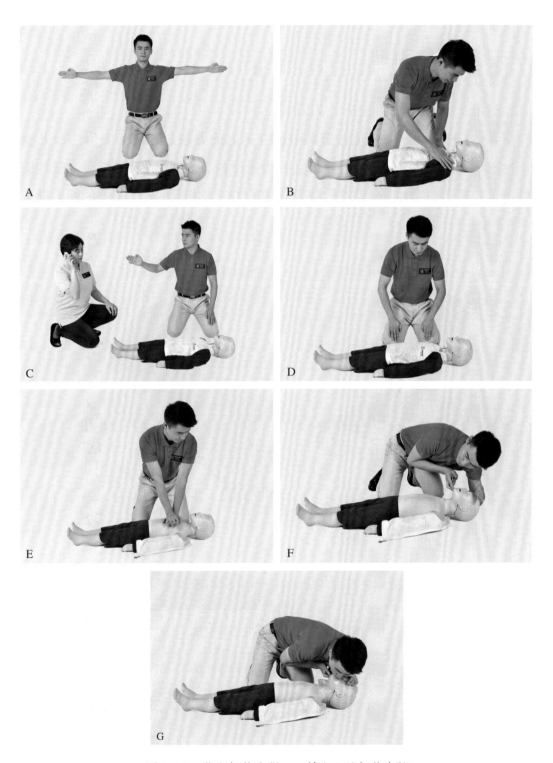

图 2-4-2 儿童复苏流程——单人心肺复苏步骤

A. 确保环境安全;B. 评估意识反应;C. 启动应急反应系统;D. 评估呼吸;E. 胸外按压;F. 开放气道;G. 人工呼吸

三、婴儿复苏流程

1. 适用人群　出生 >28 天至 1 岁以内。

2. 评估与呼救　评估婴儿意识采用拍打足底的方法。评估呼吸方法与儿童相同。抢救婴儿时，如只有一名急救员且身边无手机，应在评估后先进行 2 分钟的心肺复苏再去拨打急救电话，或者抱着婴儿前去打求救电话，途中不要间断心肺复苏（图 2-4-3）。

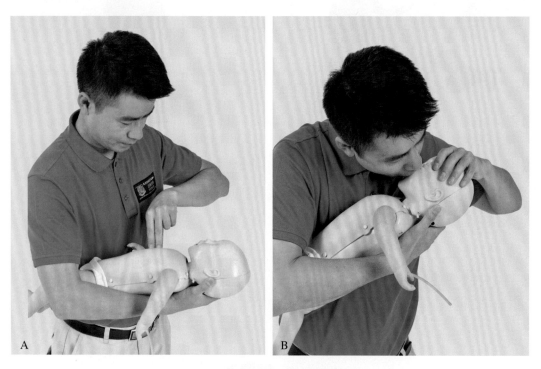

图 2-4-3　行进中婴儿心肺复苏
A. 胸外按压；B. 人工呼吸

3. 婴儿复苏流程(表 2-4-3)

表 2-4-3　婴儿复苏流程——婴儿单人心肺复苏操作步骤

步骤	操作
1- 评	评估环境,确保安全(图 2-4-4A)
2- 查	通过拍打婴儿足底、大声呼唤(图 2-4-4B)来确认患儿是否有意识,如无任何反应则进入第 3 步
3- 呼	呼喊求助,让前来帮忙的人拨打 120,拿急救器材(图 2-4-4C)。如果独自一人,手机开启免提模式拨打急救电话
4- 救	(1) 检查呼吸,用 5~10 秒观察胸腹部有无起伏(图 2-4-4D),如无呼吸或仅有濒死叹息样呼吸,开始心肺复苏 (2) 将婴儿放置于坚实的平面上,取平卧位 (3) 胸外按压:双指放置于婴儿双乳头连线中点下方(图 2-4-4E),按压 30 次,以 100~120 次 / 分速度垂直按压,深度大约 4 厘米或为胸部厚度的 1/3,确保每次按压后胸部完全回弹,尽量减少按压中断时间 (4) 人工呼吸 　① 仰头提颌法开放气道(图 2-4-4F) 　② 采用口对口鼻(图 2-4-4G)或口对面罩人工呼吸 2 次,每次吹气持续 1 秒 　③ 确保每次吹气时有可见的胸部隆起,避免过度通气 (5) 尽早应用 AED 　① 如可以获取 AED,应尽早应用 　② 开机后按语音提示操作(参见本章第三节"AED 的操作步骤"),如有可能需选用儿童模式和儿童电极片 　③ 确保"分析心律"和放电时无人接触患儿 (6) 提示:实施 30 次胸外按压、2 次人工呼吸,交替进行,尽早应用 AED。如有旁人在场,每 2 分钟(疲劳时可更早)交换 1 次按压职责,以确保胸外按压质量。直到专业医务人员到场接替或患儿有反应

2

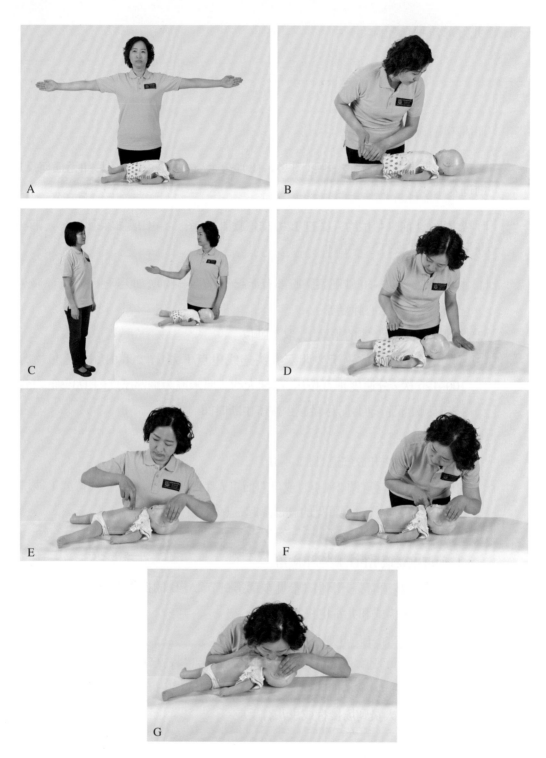

图 2-4-4　婴儿复苏流程——单人心肺复苏操作步骤

A. 确保环境安全；B. 评估意识反应；C. 启动应急反应系统；D. 评估呼吸；E. 胸外按压；F. 开放气道；G. 人工呼吸

四、成人、儿童和婴儿心肺复苏技术的要点（表 2-4-4）

表 2-4-4　成人、儿童和婴儿心肺复苏技术的要点

操作	成人	儿童	婴儿
检查反应	轻拍并大声呼喊		
拨打 120	无反应则立即拨打	无反应且无呼吸，如只有 1 人在场，按 30∶2 实施 5 组按压和人工呼吸后拨打	
检查呼吸	用 5~10 秒观察胸腹部有无起伏或仅有濒死叹息样呼吸		
按压位置	胸骨下半部		双乳头连线中点下方
按压方法	双手	单手或双手	双指法、双拇指环绕法或单手按压
按压深度	5~6 厘米	约 5 厘米或为胸部厚度的 1/3	约 4 厘米或为胸部厚度的 1/3
按压速率	100~120 次 / 分		
按压∶呼吸	30∶2		
人工呼吸	吹气持续 1 秒，确保可见的胸部起伏		
AED 使用	拿到后尽快使用		
电极片	成人电极片	1~8 岁使用儿童电极片或有儿童模式的 AED，8 岁以上同成人	

章末思考题

1. 急救员评估患者需要满足什么条件才可以实施心肺复苏？
2. 高质量心肺复苏的关键点有哪些？
3. 自动体外除颤器操作步骤是什么？
4. 什么条件下可以终止心肺复苏？

第三章　日常急症

教学目标

掌握：

1. 心血管急症的处置。
2. 晕厥、昏迷的处置。
3. 脑卒中的识别和处置。
4. 呼吸困难、抽搐的处置。
5. 严重过敏反应的处置。
6. 成人、婴儿气道异物梗阻的解救方法。

熟悉：

1. 心血管急症的识别。
2. 呼吸困难的常见急症的识别。
3. 抽搐的评估。
4. 严重过敏反应的评估。
5. 气道异物梗阻的表现及好发人群。

了解：

1. 特殊人群窒息解救法。
2. 鱼刺卡喉处理特点。

第一节　心血管急症

一、概述

心血管疾病是全球的头号死因,每年死于心血管疾病的人数多于任何其他原因。常见的心血管急症多指冠心病、急性心力衰竭、致命性心律失常等,发病急骤,进展迅速,故公众应提高识别早期症状的能力并掌握早期救助技能,避免错过最佳抢救时机,提高抢救成功率。

1. 冠心病　是指供应心脏血液的冠状动脉发生粥样硬化、栓塞、痉挛和先天性畸形等而使管腔狭窄或阻塞,导致心肌缺血、缺氧而引起的心脏病。冠心病的表现形式包括心绞痛、心肌梗死、心律失常、心脏性猝死等。

2. 急性心力衰竭　是指发生在原发性心脏病或非心脏病基础上的急性血流动力学异常,是以突发呼吸困难、胸闷憋气为表现的临床综合征。

3. 心律失常　是因心脏起搏和传导功能紊乱而发生的心脏节律、频率或激动顺序异常,主要表现为心动过速、心动过缓、心律不齐或心搏骤停。在短时间内迅速恶化而危及生命的心律失常,称为致命性心律失常。

二、发病机制

1. 冠心病　供应心脏能量的冠状动脉分为左、右两支(图 3-1-1),当有动脉粥样硬化累及时可发生血管狭窄或闭塞,导致血流减少或中断而引起缺血(图 3-1-2)、缺氧。大多数稳定型心绞痛是由于运动、情绪激动等造成心肌需氧量短暂增加而发病,称为"需氧增加性心肌缺血"。大多数心肌梗死和不稳定型心绞痛是由于冠状动脉血管痉挛或狭窄,使心肌供氧明显减少而发病,称之为"供氧减少性心肌缺血"。

2. 急性心力衰竭　急性心力衰竭(又称急性心功能不全,简称急性心衰)是由于急性心肌损害,心排血量减少,导致肺静脉压增高和肺淤血而引起,表现为急性肺水肿。非心

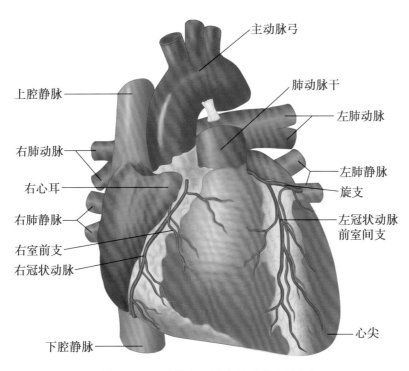

图 3-1-1　正常心脏及心脏血管解剖图

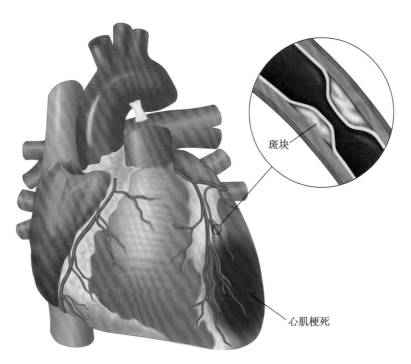

图 3-1-2　冠心病发病示意图

源性急性心衰由于高心排血量状态、急性肺静脉压显著增高,也表现为急性肺水肿。

3. 心律失常　心脏具自律性,窦房结为最高节律点,正常的窦性心律频率为60~100次/分,当心脏自律性发生异常时可引起心动过速、心动过缓或心脏停搏,某些致病因素(如缺血、炎症)使心肌形成异位节律点,引起传导途径异常或传导延迟、折返激动等造成心房颤动、传导阻滞等心律失常。

三、评估

(一)高危人群

1. 人群特点　冠心病多发生于40岁以上人群,男性多于女性,女性常在绝经期后发病率升高。发病率有很大的地域差异,近些年发病有年轻化趋势。

2. 危险因素　高血压病、高脂血症、糖尿病、吸烟等。

3. 常见诱因　劳累、寒冷、情绪波动等。

(二)症状特点

1. 心绞痛　胸痛、胸闷,以及其他部位疼痛(表3-1-1)。

表3-1-1　心绞痛的症状特点

项目	症状
胸部症状	突然发生的胸部疼痛,常有压迫、憋闷和紧缩、满胀感(图3-1-3),常伴濒死的恐惧感,多在3~5分钟逐渐缓解。部分患者可无胸痛症状
其他症状	(1) 胸痛常放射至左肩、左臂内侧、背部,患者发病时可出现颈部、咽、牙、下颌、腹部等疼痛及不适 (2) 老年人和糖尿病患者可能表现出不典型的心脏病发作症状。这些症状表现包括咽喉部紧缩感、牙痛、烧心感或消化不良 (3) 后背、下颌、颈部或肩部有不适感 (4) 呼吸困难 (5) 恶心或呕吐。突发时伴有出冷汗或头晕目眩

续表

项目	症状
缓解方式	安静休息 舌下含服硝酸甘油。如果患者自己携带硝酸甘油,并曾经服用过,可以协助其舌下含服硝酸甘油 1 片(如有效缓解可协助诊断)

2. 不稳定型心绞痛　心绞痛疼痛程度重,持续时间长,一日内或数日反复发作,休息或服药效果不佳。

3. 急性心肌梗死　不稳定型心绞痛患者的病情恶化,胸痛、胸部不适加重,可有出汗、无力、面色灰白、口唇发绀、气促、晕厥等表现。最严重的情况是发病早期易发生心搏骤停。

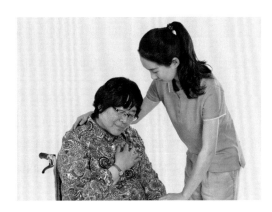

图 3-1-3　心绞痛发作

4. 心律失常　发作时患者感觉心悸,检查时心率过快、过慢或节律不齐,部分患者表现为黑矇或晕厥,严重时可诱发或加重心衰。

四、处置

(一)心绞痛的急救措施

1. 休息　发作时应立刻停止一切活动,消除紧张情绪,安静休息。

2. 吸氧　有明显缺氧症状者,如有条件可给予吸氧,人群密集地方应确保空气流通。

3. 服药　硝酸甘油应遵医嘱由患者自行服用,或由急救员协助为既往有明确心绞痛病史患者服用。常用方法为每次 1 片舌下含服,如症状不缓解,在 3~5 分钟后可以重复应用 1 次。当患者出现低血压时,应停用并平卧。

4. 及时就医　识别心绞痛发病症状,尤其是初次发病时,应及早就医,改善预后。

（二）不稳定型心绞痛、怀疑急性心肌梗死的现场急救步骤与措施（表 3-1-2）

表 3-1-2　不稳定型心绞痛、怀疑急性心肌梗死的现场急救步骤与措施

步骤	措施
1- 评	评估环境，确保安全。佩戴个人防护装备（PPE）
2- 查	检查患者意识和呼吸，识别心脏病早期症状
3- 呼	呼喊求助，拨打急救电话 120，取来急救器材
4- 救	（1）嘱患者立刻停止一切活动，采取舒适体位，保持情绪稳定 （2）意识清楚的患者：可协助服用自备的药物 　　①遵医嘱舌下含服硝酸甘油 1 片，3~5 分钟后可重复一次，最多 3 次 　　②遵医嘱嚼服阿司匹林 300 毫克，服用前需要除外过敏史或近期有严重出血疾病史等 （3）如出现明显缺氧症状，可为患者吸氧 （4）胸部疼痛和不适持续不缓解，或者反复发作，病情恶化，很可能发展为心肌梗死，在等待救护车过程中，密切观察患者的意识、呼吸，如果患者突然失去反应，经过评估无呼吸，应立即持续心肺复苏，直到医务人员赶到

（三）重要提示

1. 密切关注　心肌梗死患者在发病的早期易出现严重心律失常，导致心搏骤停。因此，应守在患者身边，及时发现生命体征的变化，随时准备开始心肺复苏。

2. 争取医疗救助　如怀疑为急性心肌梗死等心血管急症，应尽早拨打 120 急救电话，患者应乘坐救护车去医院诊治，急性心肌梗死患者应争取在 120 分钟内开通闭塞的血管，改善预后。

3. 谨慎给药　硝酸甘油和阿司匹林必须在医生指导下应用，否则会导致严重后果。发病时如心率每分钟>100 次或<40 次，或血压低于 90/60 毫米汞柱时禁用硝酸甘油。近期有出血倾向、手术史，或者有严重消化性溃疡者，禁用阿司匹林。

第二节　晕　　厥

一、概述

1. 概念　晕厥是由于短暂的脑组织灌注降低而导致的一过性意识丧失,以快速发作、短时间和自发性完全恢复为特点。

2. 危害　晕厥是一种常见急症,可以发生在任何年龄段,患者可能初次发病或频繁发作,晕厥可能为危重病的先兆表现。

3. 分类　根据病因分为三大类(表 3-2-1)。

表 3-2-1　晕厥病因分类

分类	诱因
神经介导性	长时间站立、情绪激动、恐血、疼痛刺激、衣领过紧等
体位性	可继发于低血糖、呕吐、失血过多、体位的改变等
心脏性	各种心脏病、心律失常及心脏结构异常

4. 特点　年轻女性多见神经介导性晕厥,中、老年患者的晕厥原因多见于心血管疾病。有研究预计一个人一生中发生晕厥的概率高达 40% 以上。

二、发病机制

1. 神经介导性　异常神经反射可能导致心率减慢、血管张力下降及容量血管扩张,使脑组织短暂供血不足而发病。

2. 体位性　当体位改变时,在重力作用下血液下沉到躯体膈肌以下,还有失血过多等因素均可造成回心血量不足和心排血量下降,导致短暂脑供血不足而发病。

3. 心脏性　心律失常等原因造成心排血量快速下降,心脏结构异常则直接导致血流中断或锐减,最终导致短暂脑供血不足而发生晕厥。

三、评估

1. 诱因 有导致晕厥发生的诱发因素,如站立过久、晕血、低血糖、突然起立、过度悲伤、惊吓等。

2. 病史 注意了解患者的既往病史。有心血管病史的患者,在检查血压、脉搏时可有异常表现;其他疾病引起的晕厥可有相应的临床表现。

3. 表现 一过性意识丧失,患者突然倒地或不能维持正常姿势。发作前患者可有面色苍白、头晕、胸闷、心悸、恶心、出汗、虚弱、视物模糊等先兆表现。部分患者可因摔倒致伤。

四、处置

1. 晕厥的现场急救步骤与措施(表 3-2-2)

表 3-2-2 晕厥的现场急救步骤与措施

步骤	措施
1-评	评估环境,确保安全。佩戴个人防护装备(PPE)。如有可能,应立即扶住患者,防止跌倒
2-查	检查患者意识、呼吸和脉搏,将患者平卧,注意松解过紧的衣领
3-呼	呼喊求助,拨打急救电话 120,取来急救器材
4-救	(1) 检查有无创伤,并进行对症处理 (2) 询问已经清醒的患者既往病史,协助查找病因 (3) 如果患者清醒后伴有持续头痛、胸部不适、脉搏异常等表现,给予适当处理 (4) 协助专业急救人员,及时送到医院进一步诊治

2. 重要提示

(1) 减少发作:避免导致晕厥的诱发因素,高危人群应积极寻找病因。

(2) 提高认知:早期识别晕厥的先兆症状,晕厥前采用保护性措施防止摔伤,如缓慢起身、扶住固定物体等。出现不适感应立即坐下或躺下。

（3）预防：患者出现先兆晕厥表现时，可先让其保持或采取安全体位，如坐下或躺下，然后使用物理反压动作，如双腿交叉肌肉紧绷、蹲下、手臂紧绷、等量握拳等动作（图 3-2-1），以避免晕厥。怀疑为心脏病发作或卒中症状时禁用此法。

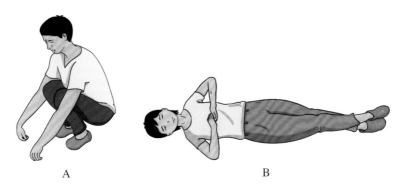

图 3-2-1　物理反压动作
A. 蹲下；B. 手臂紧绷，双腿交叉肌肉紧绷

第三节　昏　　迷

一、概述

1. 概念　昏迷是意识障碍的严重阶段，是对一般刺激（包括呼唤）和疼痛刺激都不能觉醒的一种病理状态。昏迷者处于持续的意识障碍中。

2. 病因　引起昏迷的原因有多种，主要见于颅内疾病和颅外疾病。

（1）颅内疾病：包括脑卒中、颅脑外伤、脑肿瘤、脑膜炎、癫痫等。

（2）颅外疾病：由于代谢紊乱、中毒、全身感染等直接影响脑细胞代谢，或引起脑细胞缺血、缺氧而致昏迷。包括低温、中暑、休克、严重创伤等。

二、发病机制

由于各种原因导致维持大脑清醒的神经系统调节功能出现问题，患者发生严重的意识障碍——昏迷。

1. 脑损伤与疾病　由于急性颅内压升高导致脑组织缺血、缺氧,严重者脑干神经中枢受压,颅内占位性病变及损伤使脑干网状结构受压,引起脑细胞功能异常,严重损害意识的生成途径和传导通路,导致昏迷。

2. 脑代谢异常或毒素影响　水电解质紊乱、糖代谢异常(如低血糖危象等)、外源性毒素损伤(如一氧化碳中毒、地西泮中毒)等原因,引起脑细胞功能异常,严重损害意识的生成途径和传导通路,导致昏迷。

三、评估

(一) 病史

1. 高血压病史　既往有高血压、动脉硬化等,血压升高后昏迷多提示有脑出血、脑梗死等疾病。

2. 糖尿病病史　需要了解患者服药史、饮食情况,排除低血糖昏迷。

3. 其他　有无头部创伤、脑卒中及脑肿瘤,有无中毒史等。

(二) 表现

1. 轻度昏迷　患者对声音无反应,可有不自主动作,对疼痛刺激有反应。

2. 重度昏迷　对一切外界刺激均无反应,生命体征不平稳,大小便失禁。

3. 其他　患者可发生呕吐、抽搐等症状。

四、处置

(一) 昏迷的现场急救步骤与措施(表 3-3-1)

表 3-3-1　昏迷的现场急救步骤与措施

步骤	措施
1-评	评估环境,确保安全。佩戴个人防护装备(PPE)
2-查	检查患者的意识和呼吸,患者表现为无意识反应,但有呼吸

续表

步骤	措施
3- 呼	呼喊求助,拨打急救电话120,取来急救器材
4- 救	(1) 检查有无受伤,了解病史,协助查找病因。如果患者为俯卧位且有气道不通畅迹象,应尽快翻转成仰卧位进行检查 (2) 每5分钟检查意识、呼吸、脉搏1次。如呼吸停止,开始心肺复苏 (3) 不要给予患者任何饮食、饮水或口服药物。为确保呼吸道通畅,在等候救护车期间,可将患者放置为稳定的侧卧位——复原卧位 (4) 协助专业急救人员将患者护送至医院进一步诊治

(二)复原卧位

1. 适应证

(1) 意识不清:保持患者气道通畅,防止呕吐物反流导致气道异物阻塞,发生窒息。

(2) 复苏成功后:患者处于意识不清状态,为保证气道通畅,预防窒息。

注意:需要排除外伤史,尤其是脊柱外伤。

2. 操作步骤(表3-3-2)

表 3-3-2　复原卧位操作步骤

步骤	操作
1	在转动患者之前,应先取下他的眼镜,将钥匙、钱包取出,避免硌伤患者
2	急救员在患者一侧,放平他的双腿,将患者靠近急救员身体一侧的上臂向外横放,手肘呈直角弯曲,手掌向上(图 3-3-1A)
3	将患者另一只手臂横放于胸前,手背贴在其对面的脸颊侧。将较远一侧的膝部弯曲,直至脚掌平放在地面。急救员一手扶住这一侧的肩膀或上肢,另一手扶住膝部,然后向自身方向拉动,使患者侧卧(图 3-3-1B、图 3-3-1C)
4	调整头部及手的位置,使头部后仰,保持气道畅通
5	调整患者腿部位置,以防止身体前倾(图 3-3-1D)

3

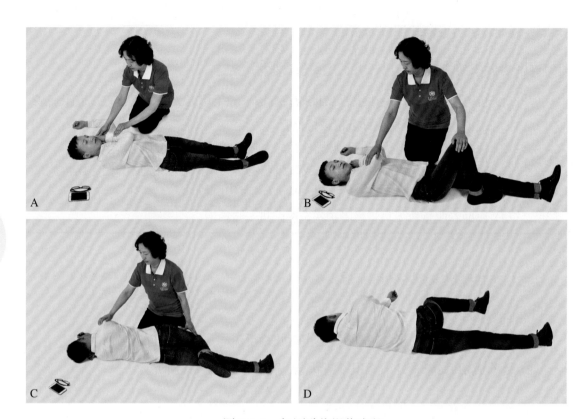

图 3-3-1　复原卧位操作步骤

3. 复原卧位（图 3-3-2）

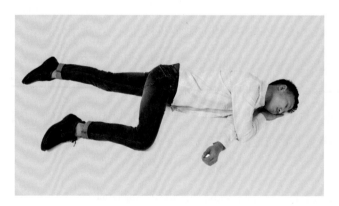

图 3-3-2　复原卧位（左侧卧位）

（三）重要提示

1. 寻找病因　注意寻找昏迷的病因，协助医生诊断。

2. 识别窒息　昏迷患者合并呕吐时可发生胃内容物反流进入气道内，在现场看护患者时有呕吐迹象，应设法将呕吐物清除，保持呼吸道通畅。如果患者出现呼吸杂音，面色异常，若不及时处理，可导致呼吸停止，需要及时识别、处理。

3. 切勿随意移动　如怀疑患者脊椎受伤，现场又没有足够人手，或急救员自觉训练不足，非必要时切勿移动患者。

第四节　脑　卒　中

一、概述

1. 概念　脑卒中又称"中风""脑血管意外"，主要是脑动脉血管的突然闭塞或破裂，从而导致脑梗死或脑出血，造成脑组织血液循环和神经功能障碍，可引起语言障碍、肢体瘫痪，甚至危及生命等（图 3-4-1）。

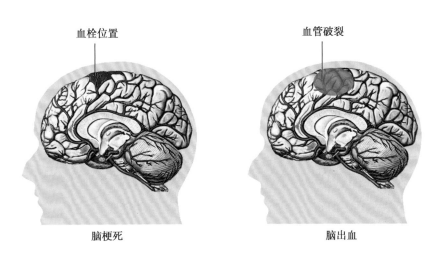

图 3-4-1　脑卒中发病机制示意图

2. 分型

(1) 缺血性脑卒中:包括脑梗死、脑栓塞,约占所有脑卒中的83%。

(2) 出血性脑卒中:包括脑出血、蛛网膜下腔出血,约占所有脑卒中的17%,是病死率最高的类型。

3. 危险因素

(1) 可干预的危险因素:高血压、动脉硬化、糖尿病、血脂异常、吸烟、嗜酒、肥胖、久坐不动、血液黏稠等。

(2) 不可干预的危险因素:年龄、性别(男性高于女性)、家族史等。

二、发病机制和特点

1. 机制　由于动脉粥样硬化斑块影响或血栓形成导致血管腔狭窄、闭塞或脑血管破裂出血,造成急性脑部血液循环障碍,引起局限或全面性的神经功能障碍,持续24小时以上。

2. 特点　起病急骤,死亡率高、致残率高、复发率高。

三、评估

(一) 发病因素

1. 病史　有高血压、糖尿病、血脂异常等病史。

2. 诱因　劳累、寒冷、饮酒、饱餐、情绪波动等。

(二) 表现

1. 头晕、头痛　常伴有恶心、呕吐,如出现喷射状呕吐,提示出血性卒中可能性大。

2. 偏瘫　突发一侧面部或一侧肢体麻木、无力、运动功能障碍。

3. 语言障碍　吐字不清或不能说话。

4. 意识障碍　意识水平降低,轻者烦躁不安、嗜睡,重者发生昏迷,呼之不应。

（三）脑卒中的警示征象——FAST（表3-4-1,图3-4-2）

表3-4-1 识别和记忆脑卒中的警示征象——FAST

F	面部(Face):是否有一侧面部没有表情、僵硬,感觉麻木、眼睑下垂、露牙时嘴角不对称?（图3-4-2A）
A	手臂(Arms):是否有一侧手臂抬举无力或麻木?（图3-4-2B）
S	语言(Speech):是否发声不清楚或不能发声?
T	时间(Time):如果出现上述任何一种症状,立即拨打急救电话120,并协助医务人员争取时间,早期治疗

3

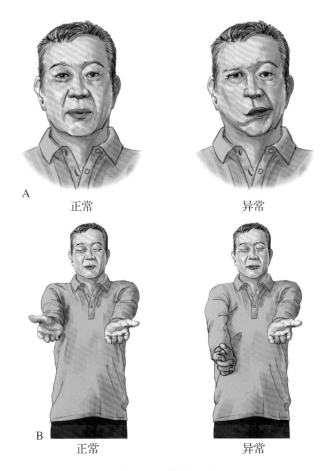

图3-4-2 识别脑卒中的警示征象——FAST

A.一侧面部扭曲,口角歪斜,不对称;B.一侧手臂抬举无力或麻木

四、处置

1. 脑卒中的现场急救步骤与措施（表 3-4-2）

表 3-4-2　脑卒中的现场急救步骤与措施

步骤	措施
1- 评	评估环境，确保安全。佩戴个人防护装备（PPE）
2- 查	检查患者的意识、呼吸，记录患者首次出现脑卒中征象的时间
3- 呼	拨打急救电话 120，取来急救器材
4- 救	（1）及时清除呕吐物 （2）患者失去意识反应，但有呼吸，为确保呼吸道通畅，可将患者放置为复原卧位。禁止给予任何口服药物 （3）病情危重时每 5 分钟检查意识、呼吸和脉搏 1 次，有条件时测量并记录患者的血压

2. 溶栓时间窗　缺血性卒中应尽快送达有救治能力的医院，在发病 3.0~4.5 小时内争取溶栓治疗，以开通血管，减少偏瘫等后遗症的发生。

3. 重要提示　目前科学未证明指端或耳垂放血方法对脑卒中患者有治疗或缓解作用。昏迷患者按压"人中穴"也不能促使其苏醒，反而会增加气道梗阻的风险。

第五节　呼 吸 困 难

一、概述

呼吸困难是指患者自觉"气急"、"呼吸费力"、胸闷、喘息、呼吸过快或过慢，严重时患者表现为端坐呼吸。呼吸系统疾病、心脏病、中毒等都可以引起呼吸困难。常见的呼吸困难表现为哮喘，既可以是支气管和肺部疾病导致的支气管哮喘，也可是心脏病如急性心肌梗死、高血压急症等引起的心源性哮喘。

二、病因与发病机制

(一) 病因

1. **肺源性呼吸困难** 以支气管哮喘为例,该病在突然发作之前多有明确的诱因,例如吸入某种过敏原或刺激性气体,服用某种药物,食入某种食物,以及运动、冷空气刺激等因素。支气管哮喘发作具有一定的季节规律,如冬春之交、夏秋之交,症状可以自行缓解或经治疗后缓解。容易反复发作。

2. **心源性呼吸困难** 以急性左心衰为例,该病一般无明显诱因,为突然发作的呼吸困难,表现为端坐呼吸,病人既往有心脏病史,发病是在原有心脏病加重的情况下发生的危急状况。

(二) 发病机制

1. **支气管哮喘** 发病机制很复杂,目前可概括为环境因素、遗传因素与气道免疫-炎症机制、神经调节机制及其相互作用的结果。表现为气道炎症反应、气道高反应性等。患者接触各种刺激因子时,气道出现过早或过强的收缩反应而发生呼吸困难。

2. **急性左心衰** 发病原因有缺血性心肌损害如心肌梗死,炎症和免疫性心肌损害如心肌炎,高血压病使左心室压力负荷增加。这些因素使心肌收缩力减弱,最终导致肺淤血和心排血量降低。如未及时抢救,可诱发心源性休克和心搏骤停。

三、评估

(一) 支气管哮喘

1. **诱因** 受凉、过敏(药物、食物、花粉等)、劳累、感染等。

2. **初始症状** 患者鼻腔、眼睑先发痒,流泪,频频打喷嚏、流鼻涕、干咳;随之出现胸闷、憋气,甚至窒息感。

3. **呼吸症状** 患者面色青灰、口唇发绀、呼气费力,伴有大汗,可有咳嗽,咳出白色泡沫样痰,感染时可为黄痰。支气管哮喘患者可听到明显的哮鸣音。

4. 病情危重 如果哮喘持续时间长,患者发绀加重,并且呼吸浅快、呼吸频率每分钟30 次以上,此时如不及时纠正,很快就发生呼吸衰竭至呼吸停止。

(二)急性左心衰

1. 夜间阵发性呼吸困难 发生在夜间,患者突然憋醒,迅速坐起,大约 30 分钟缓解。

2. 端坐呼吸 患者突然出现端坐呼吸、严重呼吸困难、呼吸频率每分钟可达 30 次以上。

3. 其他 伴有烦躁不安、口唇及面色青紫、大汗、皮肤湿冷、心率增快等表现。

> 注意:对于支气管哮喘和急性左心衰所致心源性哮喘的鉴别,尤其应重视了解病史。支气管哮喘有哮喘发作史,心源性哮喘有冠心病、高血压病的病史。

四、处置

(一)支气管哮喘的现场急救步骤与措施(表 3-5-1)

表 3-5-1 支气管哮喘的现场急救步骤与措施

步骤	措施
1-评	评估环境,确保安全。佩戴个人防护装备(PPE)
2-查	检查患者的意识和呼吸,询问病史。如怀疑过敏所致,应使患者尽快脱离过敏原
3-呼	呼喊求助,拨打急救电话 120,取来急救器材
4-救	(1) 舒适体位:保持坐位或半坐位安静休息,消除紧张情绪 (2) 保持空气流通:有条件可以吸氧气 (3) 吸入气喘喷雾剂:有支气管哮喘病史者,发作时立即吸入手边备用的气喘喷雾剂,第 1 小时内每隔 20 分钟吸 1 次,每次 2~4 喷。注意将喷嘴含在嘴里(图 3-5-1),吸气时喷药 (4) 每 5 分钟检查意识、呼吸、脉搏 1 次。如呼吸停止,开始心肺复苏 (5) 协助查找病因 (6) 及时送医院

注意：使用喷剂的正确方法是：摇动气雾瓶，使瓶内混悬液达到均匀状态，将喷口置于两唇之间，轻轻咬住喷头，口唇包紧喷头，在按压气雾剂喷头同时缓慢而深深地吸气，让药物吸入气道内，再从鼻腔呼气。

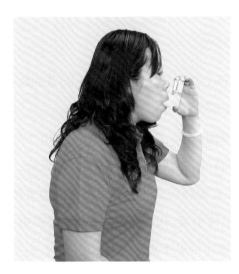

图 3-5-1 喷雾剂吸入

（二）急性左心衰的现场急救步骤与措施（表 3-5-2）

表 3-5-2 急性左心衰的现场急救步骤与措施

步骤	措施
1- 评	评估环境，确保安全。佩戴个人防护装备（PPE）
2- 查	检查患者的意识和呼吸。询问病史，协助查找病因
3- 呼	呼喊求助，拨打急救电话 120，取来急救器材
4- 救	（1）嘱患者立刻停止一切活动，采取坐位或半卧位，双腿下垂，消除紧张情绪 （2）有条件者给予患者吸氧 （3）每 5 分钟检查意识、呼吸 1 次 （4）协助专业急救人员，护送至医院

（三）重要提示

呼吸困难者必须原地休息，擅自移动患者会使病情恶化，甚至直接导致心搏骤停。

第六节 抽 搐

一、概述

1. 概念 抽搐是指局部或者全身骨骼肌发生不随意的收缩,表现为强直性或阵挛性发作,可以伴有或不伴有意识障碍。

2. 病因 引起抽搐的原因很多,主要见于脑部疾病和一些全身性疾病。

(1) 脑部疾病:包括脑血管病、颅脑外伤、脑肿瘤、脑膜炎、先天性脑发育不良、癫痫发作以及缺氧性脑病等。既往有癫痫病史的患者常见诱因为突然停用抗癫痫药物。

(2) 全身性疾病:由于急性中毒、代谢紊乱、感染等直接影响脑细胞代谢,或引起脑细胞缺血、缺氧而致抽搐。抽搐还可见于溺水、窒息、热射病、心搏骤停等。

二、发病机制

抽搐的发病机制目前尚未完全清楚,可能与运动神经元的异常放电有关。

1. 大脑神经元异常放电 包括神经递质的变化、离子通道和膜电位的变化。癫痫发作是脑内某些神经元的异常持续兴奋性增高和阵发性放电所致。

2. 非大脑功能障碍 引起肌肉异常收缩的电兴奋信号来源于脊髓或脑干的周围运动神经元。

三、评估

(一) 病史

1. 癫痫病史 患者既往有癫痫病史,多为不规律服用或停用抗癫痫药物引起发病。

2. 其他 既往有头部创伤、脑血管病及脑肿瘤病史。

（二）表现

1. 全身性抽搐　表现为全身骨骼肌收缩、四肢抽动,癫痫大发作表现为全身(面部、四肢)肌肉强直 - 阵挛,可伴随双眼上翻、凝视、口吐白沫以及大小便失禁等。

2. 局限性抽搐　表现为眼、口角、手或足等局部连续性抽动。

3. 终止抽搐后　患者如为癫痫发作,终止抽搐后可出现昏睡、反应迟缓、目光呆滞或意识不清等表现。

四、处置

（一）抽搐的现场急救步骤与措施（表 3-6-1）

表 3-6-1　抽搐的现场急救步骤与措施

步骤	措施
1- 评	评估环境,确保安全。佩戴个人防护装备(PPE)。如有可能,应扶住患者,防止跌倒受伤
2- 查	检查患者的意识和呼吸
3- 呼	呼喊求助、拨打急救电话 120,取来急救器材
4- 救	(1) 立即移开患者周围尖锐或有棱角的物体,可将毛巾等软垫垫在患者头部,避免由于磕碰引起外伤 (2) 观察抽搐的发病表现、持续时间 (3) 当抽搐停止后,再次评估意识和呼吸,如果是心搏骤停导致的抽搐,患者此时无意识且无有效呼吸,应立即开始心肺复苏。检查伤势,如有创伤,给予处置 (4) 在等待急救车过程中,为确保呼吸道通畅可将患者放置为复原卧位,如有条件可给予氧气吸入

（二）注意事项

1. 切勿约束　抽搐发作期间,施救者切勿强行按压或约束肢体,避免造成严重损伤。

2. 避免窒息　施救者切勿将毛巾、筷子等物强行塞入患者口中,这些物品可能成为阻塞气道并导致窒息的"元凶"。按压"人中穴"也可能将本来开放的气道变为不通畅,导致严重后果。

3. 加强预防　既往癫痫病史患者,应避免未经医嘱停药。应识别癫痫先兆并加强保护措施,避免摔伤。

第七节　气道异物梗阻

一、概述

1. 概念　气道异物梗阻是指食物或其他物品卡在咽喉部位或气管内(图 3-7-1),使空气无法进入肺部。完全性梗阻会导致窒息,如不及时解除,数分钟内即可导致死亡。

2. 好发人群

(1) 婴幼儿:1~3 岁高发,因其喉部组织发育不完善,进食时容易造成气道异物梗阻,玩具零件等被婴幼儿放入口腔内意外落入气道,均可导致窒息。

(2) 老年人:因喉部组织结构退化,平素已有吞咽困难的情况,在进食硬、滑、大块食物时易发生气道异物梗阻。

(3) 过量饮酒者:酒后意识不清者胃内容物反流造成气道异物窒息的风险较大。

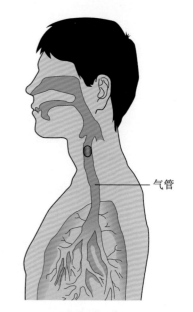

图 3-7-1　气道异物梗阻示意图

(4) 青年人:由于其生活节奏快、进食习惯不良导致的气道异物梗阻也较常见。

二、发病机制

1. 通气障碍　气道异物梗阻造成通气障碍,使呼吸运动停止,导致缺氧。

2. 缺氧　大脑、心脏等重要脏器缺氧,继而导致心搏骤停。

三、评估

1. 成人、儿童气道异物梗阻的识别（表3-7-1）

表 3-7-1 成人、儿童气道异物梗阻的识别

不完全气道异物梗阻	完全气道异物梗阻
刺激性呛咳，可以说话或发出声音	无法呼吸、说话或发出声音，或者不能咳嗽
面色可有变化	面色发红，继而青紫
可能自行解除或有时间寻求医疗帮助	可有窒息征象：单手或双手抓住颈部（图3-7-2），很快呼吸停止，继而全身瘫软，摔倒在地

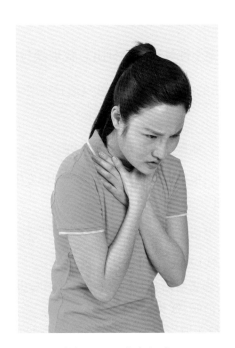

图 3-7-2 窒息征象

2. 婴儿气道异物梗阻的识别（表 3-7-2）

表 3-7-2　婴儿气道异物梗阻的识别

不完全性气道梗阻	完全性气道梗阻
进食后发生呛咳	进食后，眼球上翻、凝视，不能发出声音；在玩耍中突然倒地
面色发红，能发出声音，说话费力	面色发红，很快青紫。不能发声或不能哭泣
口腔内有食物等异物	口腔内可能有食物或其他异物
婴儿出现异样表情，呼吸费力	呼之不应，呼吸停止

四、处置

（一）成人、儿童气道异物梗阻的处理

1. 有意识的成人、儿童完全性气道异物梗阻急救步骤与措施（表 3-7-3）

表 3-7-3　有意识的成人、儿童完全性气道异物梗阻急救步骤与措施

步骤	措施
1- 评	评估环境，确保安全。佩戴个人防护装备（PPE）
2- 查	检查患者意识、呼吸。根据典型表现，立即询问"你发生窒息了吗？"确认是否发生完全性气道异物梗阻
3- 呼	呼喊求助、拨打急救电话 120，取来急救器材
4- 救	患者有意识反应，尽快应用腹部冲击法施救： （1）稳定地站或跪在患者身后（具体取决于急救员与患者的身高），双臂环抱患者腹部。嘱患者身体前倾、低头、张口 （2）一只手握拳，将拳头拇指扁平面放在患者肚脐上方，注意远离胸骨下端。另一只手抓住握住的拳头，快速冲击上腹部数下（图 3-7-3），冲击方向为患者后颈部 （3）重复冲击，直至将异物清除，患者能呼吸、讲话，或转为意识不清（图 3-7-4） （4）儿童因身高的原因，急救员可跪、坐在其身后施行腹部冲击法（图 3-7-5） 在施救中，如患者全身瘫软，失去反应，应立即开始实施无意识患者的急救措施（表 3-7-4）

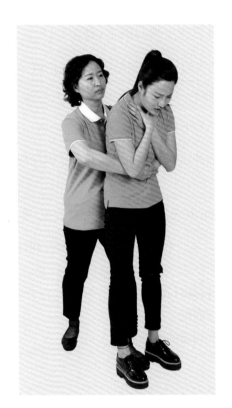
图 3-7-3　成人腹部冲击法

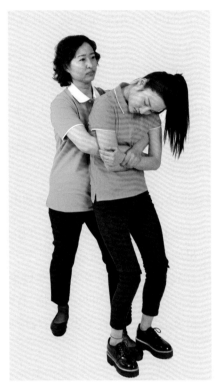
图 3-7-4　患者失去意识反应

3

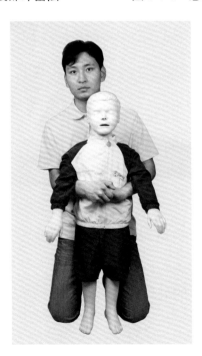
图 3-7-5　儿童腹部冲击法

2. 无意识的成人、儿童完全性气道异物梗阻急救步骤与措施（表3-7-4）

表3-7-4　无意识的成人、儿童完全性气道异物梗阻急救步骤与措施

步骤	措施
1-评	评估环境，确保安全。佩戴个人防护装备（PPE）
2-查	患者发生完全性气道异物梗阻，经过腹部冲击法施救无效，失去意识反应，立即将患者放置于平卧位
3-呼	呼喊求助，大声叫人帮忙，拨打急救电话120，取来急救器材。如已经完成，进入下一步
4-救	（1）实施心肺复苏，从胸外按压开始（图3-7-6）。按压30次，然后检查口腔内有无可见的异物，有则小心取出 （2）开放气道，人工呼吸2次，然后重复进行胸外按压30次。每次人工呼吸前，均需检查口腔内有无可见的异物，有则小心取出 （3）持续心肺复苏，直至患者有反应或交给到场的专业急救人员

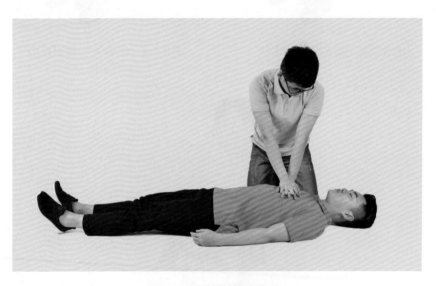

图3-7-6　持续心肺复苏

（二）婴儿气道异物梗阻的处理

1. 年龄　1岁以内的婴儿。

2. 拍背压胸法　有意识的婴儿发生完全性气道异物梗阻的处理见表3-7-5。

续表

步骤	措施
4-救	(1) 尽快脱离过敏原,采取舒适体位 (2) 可协助使用患者自带的已知治疗过敏的药物 (3) 如患者携带肾上腺素注射笔,协助患者使用,如患者不能自行完成注射,施救者曾接受过训练,则帮助患者使用 (4) 争取及早得到医疗救护

(二) 注意事项

1. 使用肾上腺素注射笔　目前针对严重过敏反应患者,部分国家有售肾上腺素注射笔装置。在紧急情况下自己或让他人帮助在大腿外侧进行注射。使用方法:手呈握拳状握紧注射笔,拔掉安全帽,注射端垂直刺入大腿外侧(可隔着衣物注射)等待10秒,拔出后局部按揉10秒。患者的症状通常在几分钟内改善,如症状无改善或复发,则可能需要重复给药。

2. 服用抗组胺药　现场如有条件,应立即服用抗组胺药,如苯海拉明25~50毫克。

章末思考题

1. 急性心肌梗死的评估和现场急救措施分别有哪些?
2. 脑卒中的主要识别征象是什么?
3. 晕厥的急救步骤与措施有哪些?
4. 成人腹部冲击法的施行技术要点有哪些?
5. 气道梗阻且失去意识的婴儿应如何急救?
6. 抽搐的现场急救步骤与措施及注意事项有哪些?
7. 严重过敏反应的识别与处置有哪些?
8. 呼吸困难的识别与处置有哪些?

第四章　意外伤害

教学目标

掌握：

1. 淹溺现场急救的方法。

2. 电击伤的处置。

3. 中毒的处置。

4. 烧烫伤的紧急处置。

5. 狗咬伤处置。

熟悉：

1. 淹溺的早期识别及岸边救援的方法。

2. 常见中毒途径、种类。

3. 昆虫叮咬伤的处置。

了解：

1. 淹溺的概念。

2. 电击伤损伤机制及低、高压触电的常见表现。

3. 中毒的识别方法。

4. 烧烫伤的严重程度。

第一节 淹　　溺

一、概述

据不完全统计,在我国每年大约有 57 000 人因淹溺死亡,而在青少年意外伤害致死的事故中,淹溺事故为头号杀手。淹溺多发生于在水深不可测、水距难判断的不安全水域进行"野泳"时。

(一) 概念

淹溺又称溺水,是指人浸没于水或其他液体介质后出现窒息、缺氧,严重者可因呼吸和 / 或心搏骤停而死亡。

(二) 淹溺生存链

淹溺生存链由五环组成,第一环为预防,第二环为识别,第三环为提供漂浮物,第四环为脱离水面,第五环为现场急救(图 4-1-1)。

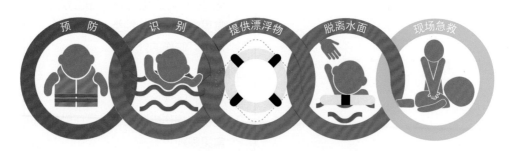

图 4-1-1　淹溺生存链

淹溺生存链的意义在于提高全社会预防淹溺的意识和行动,及时识别淹溺,为挽救淹溺者的生命实施有效的急救措施,提高淹溺生存率。

二、损伤机制

1. 缺氧　淹溺患者被水淹没之后,会出现缺氧和二氧化碳潴留,早期喉痉挛反射会暂时防止水进入肺内,最终反射会逐渐减弱,水被吸入肺内,造成严重气体交换障碍,引起严重缺氧。

2. 溺亡　淹溺如长时间得不到救治,最终因呼吸、心搏停止而死亡。

三、评估

(一)迅速识别淹溺者

1. 有意识的患者　有意识的患者通常会在水中挣扎、呼救,这是患者意识到危险的求救表现,但淹溺并未真正发生,此时应迅速展开救援行动让患者脱离危险境遇。

2. 无意识的患者　此类患者表现为在水中静静漂浮,有些仿佛是在水中站立,邻近观察可见其双眼凝视,呼之无反应。此时淹溺已经发生,但往往被忽视,未能及时识别,造成救援延迟。

(二)评估危重程度

1. 无意识、无呼吸　将淹溺者救上岸后(图 4-1-2),迅速评估患者意识和呼吸,如无意识且无呼吸或仅有濒死叹息样呼吸时应立即进行心肺复苏。

2. 无意识、有呼吸　经过评估患者意识不清,但是有自主呼吸,皮肤可出现发绀,四肢湿冷,在现场应注意保暖,放置于复原卧位,迅速送医院。

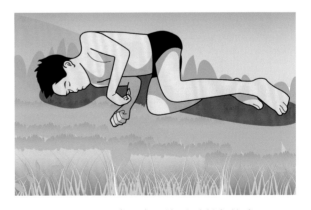

图 4-1-2　淹溺者上岸后需紧急救治

3. 有意识、有呼吸　患者可有头痛,视力障碍,口周有泡沫或污物,可伴有头颈外伤等表现,此类患者需要到医院检查处理。

四、处置

(一) 岸上救援

1. 确保安全　第一目击者首先应避免自身发生淹溺,确保安全。如果没有接受过专业的水中救援训练,不要轻易下水救人,可在岸上救援。

2. 提供漂浮物　如淹溺生存链第三环所示:在专业救援人员到来之前,在岸上向溺水者投递救生圈、竹竿、衣物、绳索等漂浮物(图 4-1-3),也可自制漂浮物,帮助淹溺者脱离险境。

3. 启动急救系统　发现有人淹溺,现场第一目击者应尽快拨打急救电话120。同时通知附近的专业水上救援人员。

4. 错误的救援方法　多人手拉手下水救援的方式,常因岸边湿滑,跌倒脱手导致施救者溺亡的发生。

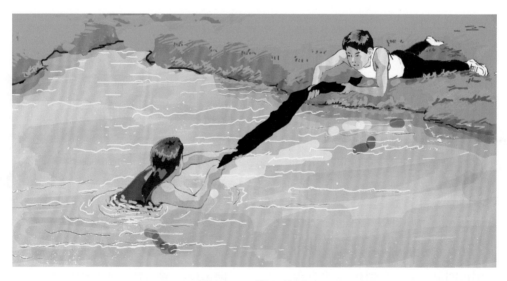

图 4-1-3　岸上救援

（二）救上岸后的急救步骤与措施（表 4-1-1）

表 4-1-1　淹溺者岸上急救步骤与措施

步骤	措施
1- 评	评估环境,确保安全。佩戴个人防护装备（PPE）
2- 查	迅速评估患者意识反应,如无反应进入下一步
3- 呼	呼喊求助,找人拨打急救电话 120,拿急救器材
4- 救	判断呼吸（5~10 秒）: （1）患者无呼吸或仅有濒死叹息样呼吸,给予持续心肺复苏,先打开气道进行 2~5 次人工呼吸（图 4-1-4A）,再进行胸外按压 30 次（图 4-1-4B）及 2 次人工呼吸,之后按 30∶2 的比例持续抢救,尽快使用 AED,直至医务人员接手 （2）患者有自主呼吸,可将其置于复原卧位,除去湿衣物,擦干身体,给予保暖。危重患者每 5 分钟检查 1 次意识、呼吸和脉搏,协助专业急救人员,尽快送医院诊治

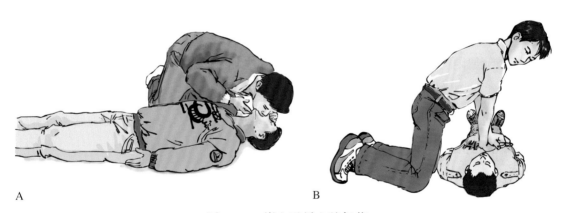

A   B

图 4-1-4　岸上及早心肺复苏

A. 人工呼吸；B. 胸外按压

（三）重要提示

1. 不要控水　淹溺患者不要控水,控水无效且有害,以免延误实施心肺复苏的最佳时间。

2. 保持呼吸道通畅　淹溺患者接受心肺复苏时,如果有大量呕吐物,应立即清除,保持呼吸道通畅。如果仅有大量液体或泡沫涌出,无须清理,应尽快给予人工呼吸和胸外按压。

3. 做好预防　户外水域安装醒目标识或警示牌,对所有人群进行预防淹溺的安全教育,对儿童应早期进行游泳技能训练。

第二节　电　击　伤

一、概述

(一) 概念与其他

1. 概念　电击伤俗称触电,是由于一定量的电流或电能量通过人体引起的组织损伤或功能障碍。

2. 致死原因　发生电击时,通过的心脏电流过大,持续时间长,可引起心室颤动等恶性心律失常,导致心搏骤停;电流损伤大脑的呼吸中枢可引起呼吸骤停。

3. 危害　电击伤除了主要表现为接触部位的局部损伤外,还表现为心血管系统和中枢神经系统的损伤,严重者可导致呼吸心搏骤停。

(二) 类型

1. 低压电击伤　通常指生活用电(≤380伏)引起的损伤,常见于身体意外接触电源、违规操作、家用电器漏电等情况。

2. 高压电击伤　通常指工业用电(>1 000伏)或雷击造成的损伤,常见于违规攀爬高压电力设备或遭受雷击所致的伤害。

(三) 损伤程度

1. 取决条件　损伤程度与电流强度、电压高低、电流种类、触电部位的电阻以及接触时间相关。

2. 危害程度　交流电对身体危害较直流电大,高压电较低压电的危险更大。

二、损伤机制和特点

1. 人体组织具有导电性　发病机制可能与热损伤、电化学作用和机械损伤有关。

2. 损害特点　电流通过心脏,可引起心室颤动,导致心搏骤停。电流通过脑、延髓、脊髓等重要组织、器官时可造成致命损伤。直接接触的身体组织如皮肤可由于电流的灼热造成电烧伤。

三、评估

1. 轻者　在电击后仅有瞬间感觉异常、痛性肌肉收缩、面色苍白、头晕、心悸等。

2. 重者　被击倒在地,出现昏迷、抽搐或发生心搏骤停。

3. 高、低压电击伤　低压电击能引起致命性心律失常(如心室颤动),但引起皮肤烧伤少见。高压电、超高压电产生的电弧温度较高,引起灼伤,局部组织炭化。高压电击易导致呼吸停止,生存率极低,部分存活者因强大的电流损伤常导致肢体损毁而截肢。

4. 局部损伤　常见于电流接触身体的部位,大多是Ⅲ度烧伤,烧伤部位发白、发黑,伤及深层组织。

5. 其他外伤　遭受电击后可导致摔伤,发生骨折、内出血等。

四、处置

1. 电击伤的急救步骤与措施(表 4-2-1)

表 4-2-1   电击伤的急救步骤与措施

步骤	措施
1-评	评估环境,迅速切断电源,确保安全(注意:使用绝缘体挑开裸露电源)。佩戴个人防护装备(PPE)
2-查	检查患者意识反应,如无反应,立即进入下一步
3-呼	呼喊求助,找人拨打急救电话 120,拿急救器材
4-救	(1)判断呼吸(5~10 秒) ① 患者无呼吸或仅有濒死叹息样呼吸,立即给予心肺复苏,胸外按压 30 次,人工呼吸 2 次,交替进行,尽快使用 AED,直至医务人员接手 ② 患者有自主呼吸,可将其置于复原卧位,危重患者每 5 分钟检查 1 次意识、呼吸和脉搏,协助专业急救人员,尽快送医院诊治 (2)检查伤势:有无电烧伤、摔伤等创伤,如有则对症处理,电烧伤参照烧烫伤的处理原则

2. 高压电击伤   如高压电缆断落造成电击伤,应立即通知电力主管部门,并拨打急救电话 120,在电源被切断前,不要进入事发区域(图 4-2-1)或尝试移动电缆。救援时为

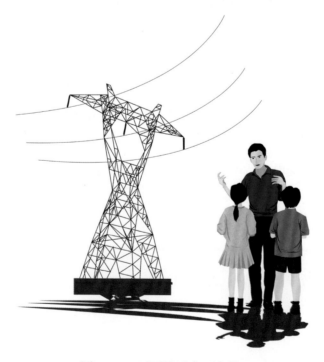

图 4-2-1   不要接近高压电线

防止跨步电压的伤害,应在 20 米以外等候彻底切断电源。

3. 重要提示 未切断电源时,不要冒险去接触患者。当电压足够高时,所有的物质都会导电。当患者位于高处或站立救护时应防止在脱离电源后跌落。夜晚发生电击伤害事故,应考虑切断电源后的临时照明问题,以便开展急救。

第三节 急 性 中 毒

一、概述

(一) 概念

1. 急性中毒 是指短时间内大量毒物进入人体,在效应部位蓄积而引起损害的全身性疾病,发病急、病情重、变化快,若处理不及时可危及生命。

2. 毒物 引起中毒的化学物质,根据来源和用途分为:工业毒物、药物、农药和有毒动植物。

(二) 中毒途径、原因

1. 途径 包括口服、吸入、注射、皮肤和黏膜吸收,及动、植物毒液叮咬、刺入等。

2. 原因 过量饮酒、滥用药物或服药自杀、工业生产意外泄漏和生活中一氧化碳中毒等是常见的中毒原因。

(三) 现场急救原则

1. 确保安全 中毒现场确保安全的措施见表 4-3-1。

表 4-3-1 中毒现场确保安全的措施

项目	措施
1	在接近患者前,确认现场安全,如不确定是否安全,不要贸然靠近,并通知围观群众远离。佩戴个人防护装备(PPE)
2	试图寻找中毒线索(附近是否有毒物标识)或导致中毒的原因(有无可疑外漏的液体、粉末和空药瓶等)
3	寻找发生溢洒和泄漏的容器
4	确保安全,拨打急救电话120,取来急救器材。燃气泄漏现场不能接打电话,应远离现场打呼救电话
5	如可疑某种物质中毒,将可能的病因告知急救中心调度员,这对后续的救治有所助益

2. 评估 重点检查患者意识、呼吸和脉搏,还要检查皮肤颜色、中毒症状等。

3. 拨打120 重点说明患者的清醒程度,是否有呕吐,初步提供毒物。搜集现场遗留的食物、毒物、药瓶及呕吐物等,留存待查。

4. 减少毒素进入体内 尽快采取有效措施,减少毒素的吸收。患者尽快脱离毒物污染的地方,脱去或剪去污染的衣服,用大量清水冲洗眼睛、身体等,切勿用手或身体直接接触毒物。停止食用有毒的食物。

5. 及时送医院 注意观察生命体征,及时送有条件的医院进一步诊治,包括洗胃、血液灌流、高压氧、毒物检测给予特殊解毒剂等确定性治疗。

二、气体中毒

(一)概述

1. 种类 常见急性气体中毒包括刺激性气体(如氯气、二氧化硫等)中毒和窒息性气体(甲烷、一氧化碳、硫化氢等)中毒。

2. 特点 刺激性气体对眼和呼吸道黏膜有刺激作用,严重时可引起全身中毒。窒息性气体是造成组织缺氧的有害气体。

（二）一氧化碳中毒的病因和发病机制

1. 病因　燃煤取暖、燃气洗浴、怠速汽车内开空调睡觉、火灾现场等环境易发生一氧化碳中毒。

2. 发病机制　一氧化碳是无色、无味和无刺激的气体，通常来自含碳物质的不完全燃烧。当人体吸入过量一氧化碳后，一氧化碳与血液里红细胞内的血红蛋白结合力为氧的230~260倍，二者结合形成碳氧血红蛋白，血液中碳氧血红蛋白浓度升高将引起机体严重缺氧。

（三）评估

1. 轻度中毒　刺激性气体中毒表现为眼睛刺痛、流泪、咳嗽、胸闷等；窒息性气体中毒表现为头痛、头晕、恶心、呕吐、心悸、四肢无力等。

2. 重度中毒　患者意识不清、呼吸困难、面色潮红，甚至发生呼吸骤停。

（四）处置

1. 按照急性中毒的现场急救原则进行处理。

2. 急性一氧化碳中毒现场急救要点（表4-3-2）

表4-3-2　急性一氧化碳中毒现场急救要点

步骤	要点
1-评	评估环境，确认现场安全，及早开窗通风（图4-3-1），佩戴个人防护装备（PPE）
2-查	在安全的环境检查患者意识，如患者意识不清，进入下一步
3-呼	呼喊求助，拨打急救电话120，并取来附近的急救器材
4-救	（1）判断呼吸（5~10秒） 　　①患者无呼吸或仅有濒死叹息样呼吸，立即给予心肺复苏，直至医务人员接手 　　②患者有呼吸，可将其安全移至空气流通的地方，等待急救车到来。在此期间有条件者可给予吸氧。意识不清患者可能出现呕吐，应注意清除呕吐物，确保呼吸道通畅，可将其置于复原卧位并注意保暖 （2）危重患者每5分钟检查1次意识、呼吸和脉搏 （3）所有怀疑一氧化碳中毒患者均应就医诊治，遵医嘱行高压氧治疗，降低迟发型脑病的发生率

（五）重要提示

1. 高危环境　在井下、地下管道等通风不良的密闭环境中因氧气含量较低,甲烷、二氧化碳、硫化氢等气体含量较高,施工人员进入前要确保安全,施救人员不要贸然进入,必要时需佩戴供氧设备。

2. 特殊现场　在火场或怀疑某种气体泄漏现场,空气中含有多种有毒气体,逃生路线应选择与风向垂直的方向。

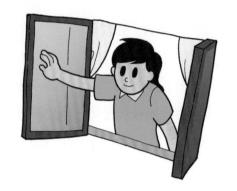

图 4-3-1　打开门窗通风

三、食物中毒

（一）概述

1. 病因　食物腐败变质、食物本身有毒、加工中未除去毒性、食物在存放中产生了有毒成分(如土豆发芽、甘蔗霉变等)、误食有毒植物如毒蘑菇(图 4-3-2),这些均可引起食物中毒。

2. 特点　食物中毒归类于食源性疾病,主要表现以消化道症状为主。

（二）评估

1. 轻症患者　患者进食后 1~3 小时,出现以下不适症状。

（1）消化系统:恶心、呕吐,腹部绞痛、腹泻,大便可能带血及黏液。

（2）其他:可能出现头痛、发烧等全身不适。

2. 重症患者　反复吐泻,可能发生脱水、电解质紊乱。

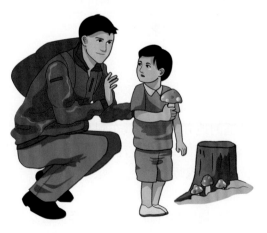

图 4-3-2　不要采食野生蘑菇

（三）处置

1. 按照急性中毒的现场急救原则进行处置。

2. 急性食物中毒现场急救步骤与措施（表 4-3-3）

表 4-3-3　急性食物中毒现场急救步骤与措施

步骤	措施
1- 评	评估环境,确认现场安全。佩戴个人防护装备（PPE）
2- 查	检查患者意识反应,如患者意识不清,进入下一步
3- 呼	呼喊求助,拨打急救电话 120,取来附近的急救器材
4- 救	(1) 判断呼吸(5~10 秒) 　① 患者有呼吸但无反应,等待急救车到来期间应确保呼吸道通畅,可将其置于左侧复原卧位 　② 患者无呼吸或仅有濒死叹息样呼吸时,立即开始心肺复苏,直至医务人员接手 (2) 神志清楚的患者应立即停止食用可疑食物,收集食物标本。出现集体可疑食物中毒时应及时向食品卫生监督管理部门报告 (3) 检查患者:如出现发热、腹痛、腹泻等症状,可对症处理。如发生多次呕吐、腹泻时应及时补充水和电解质,可少量多次饮用淡盐水。此时可根据患者病情,协助专业急救人员送医院或让其自行就医 注意:不要催吐

四、急性酒精中毒

（一）概述

1. **概念**　短时间内摄入大量酒精（又称乙醇）或含酒精饮料后出现神经精神（兴奋或抑制）症状,主要表现为行为异常和意识障碍。

2. **危害**　在我国,酒精中毒位居急性中毒之首,严重者导致器官功能损害、呼吸循环衰竭。酒精中毒亦可因呕吐导致窒息,诱发心脑血管急症而危及生命。酒驾易引发交通事故,危害他人生命。

（二）发病机制

1. 中枢神经系统抑制　酒精轻度中毒会出现兴奋作用,随着血液中酒精浓度增高,其毒性程度增加,中枢神经系统受到抑制,导致昏睡、昏迷。

2. 其他系统损害　急性酒精中毒引起心排血量增加、心肌耗氧量增加,造成心肌损害。冠心病患者在过量酒精作用下,可引起心排血量下降,血压下降,过量酒精损伤胃肠黏膜,引起上消化道出血。过量酒精影响肝脏代谢,使肝糖原减少引起低血糖等。

（三）评估

酒精中毒的表现与是否空腹饮酒、个体对酒精的耐受情况、饮入酒精量等因素相关。根据中毒程度不同,可有以下表现。

1. 兴奋期　呼出气带酒味,血中酒精含量在 200~999 毫克/升,患者表现为面色潮红或苍白、轻微眩晕、欣快感、语多、易激怒、有攻击行为,检查患者心率快、血压升高。

2. 共济失调期　血中酒精含量达 1 000~2 999 毫克/升,表现为言语不清,语无伦次,步态不稳,易摔倒而发生创伤。

3. 昏睡期　血中酒精含量达 3 000 毫克/升以上,患者面色苍白、口唇青紫、呼吸慢,进入昏睡,逐渐意识不清,易发生呕吐物反流、舌根后坠导致窒息死亡。

（四）处置

1. 按照急性中毒的现场急救原则进行处置。

2. 急性酒精中毒现场急救步骤与措施（表 4-3-4）

表 4-3-4　急性酒精中毒现场急救步骤与措施

步骤	措施
1-评	评估环境,确认安全。切勿接近有暴力倾向的患者,应报警获得帮助。佩戴个人防护装备（PPE）
2-查	检查患者意识反应,对兴奋期患者的攻击行为进行适当约束

续表

步骤	措施
3- 呼	呼喊求助,拨打急救电话 120,并取来附近的急救器材
4- 救	(1) 判断呼吸(5~10 秒) 　①患者有呼吸,但无意识反应,等待急救车到来期间,为了确保患者呼吸道通畅,可将其置于复原卧位(图 4-3-3) 　②患者无呼吸或仅有濒死叹息样呼吸时,应立即开始心肺复苏,直至医务人员到达 (2) 危重患者每 5 分钟检查 1 次意识、呼吸和脉搏 (3) 检查有无创伤:对症处理 (4) 及时送医院:协助专业急救人员,及时送医院进一步救治

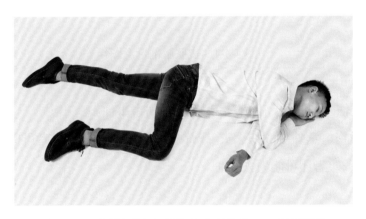

图 4-3-3　急性酒精中毒防止窒息体位——复原卧位

第四节　烧　烫　伤

一、概述

1. 概念　烧伤是指由热力、电流、化学物品、辐射等外因导致的组织损伤。烫伤是指由热的液体、蒸汽或炽热固体造成的伤害。

2. 皮肤解剖　正常皮肤包括表皮、真皮、皮下组织和皮肤附属器(图 4-4-1)。

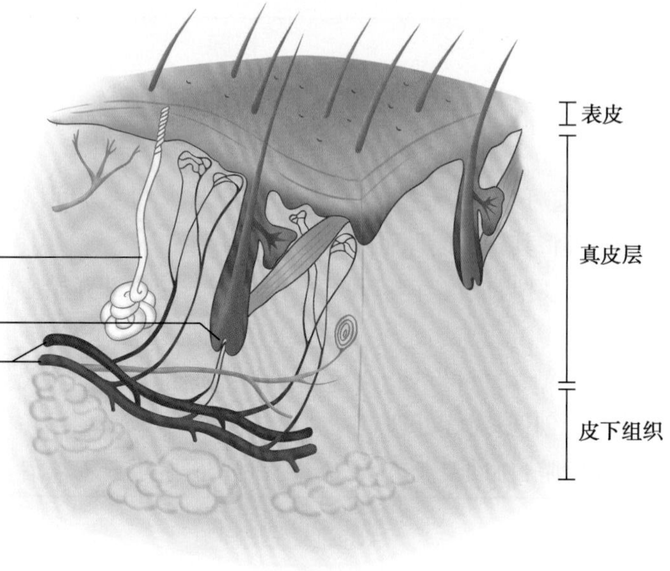

图 4-4-1　皮肤解剖示意图

3. 轻微烧烫伤　一般预后良好,多为生活性伤害事件。

4. 严重烧烫伤　意外事故如火灾、爆炸导致严重烧烫伤。患者可能遗留瘢痕,有肢体残缺、功能障碍,重者还可能失去生命。

二、评估

(一) 烧烫伤严重程度

1. 烧烫伤的深度　分为Ⅰ度、Ⅱ度、Ⅲ度(表 4-4-1)。

表 4-4-1　烧烫伤深度

深度	Ⅰ度烧烫伤	Ⅱ度烧烫伤	Ⅲ度烧烫伤
皮肤解剖	皮肤表皮层	皮肤真皮(中层)	皮肤、皮下组织、神经、肌肉、血管皮肤全层受损
症状	红、肿、疼痛	红、肿、出现水疱、剧痛	皮肤烧焦,呈苍白色、黑炭,无触痛

2. 烧烫伤面积　计算方法有手掌法、九分法。

(1) 手掌法(成人及儿童通用):患者一只手掌合拢后的大小约等于自身体表面积的1%(图 4-4-2),用于计算小面积烧烫伤。

(2) 九分法:用于计算较大面积的Ⅱ度以上的烧烫伤。把全身皮肤面积分成11个9%。例如一侧上肢相当于9%面积。

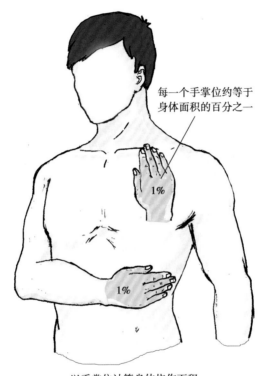

以手掌位计算身体烧伤面积

图 4-4-2　手掌法

3. 根据烧伤深度和烧伤面积

(1) 轻度烧烫伤:面积≤9% 的Ⅱ度和/或以下的烧烫伤。

(2) 严重烧烫伤:面积≥10%、Ⅱ度烧伤以上。

(二) 损伤特点

1. 热源　温度及接触时间对皮肤等组织的损伤影响很大。

2. 皮肤表现　烧烫伤后,皮肤出现红、肿、水疱、疼痛、发白发黑等表现。

3. 呼吸道烧伤　火灾中患者眉毛、鼻毛烧焦,呼吸费力,应怀疑发生呼吸道烧伤。

三、处置

(一) 烧烫伤的现场急救步骤与措施(表 4-4-2)

表 4-4-2　烧烫伤的现场急救步骤与措施

步骤	措施
1- 评	评估环境,确认安全。佩戴个人防护装备(PPE),尽快去除热源
2- 查	检查患者意识,如患者意识不清,在呼救后评估呼吸 如神志清楚应第一时间用冷水冲洗或浸泡伤处 10 分钟以上(图 4-4-3),直至疼痛感明显减轻,以减少热力造成的伤害
3- 呼	呼喊求助,拨打急救电话 120,取来附近的急救器材
4- 救	(1) 判断呼吸(5~10 秒) 　① 患者无呼吸或仅有濒死叹息样呼吸时,应立即开始心肺复苏,直至医务人员到达 　② 患者有呼吸但无意识时,等待急救车到来期间,应确保呼吸道通畅。可将其置于复原卧位 (2) 检查、处理伤处:查看烧烫伤深度、烧伤面积,有无呼吸道烧伤迹象 　① 冷却降温后:粘在伤口表面的衣物,应小心去除或剪除,粘连严重者应由医生处理。尽量在伤口肿胀前,小心地脱除戒指、手表、皮带、鞋等物品 　② 保护伤处:可用消毒敷料轻轻遮盖伤处,也可短时间利用食用保鲜膜保护创面。较大面积的烧烫伤可用干净布单覆盖保护伤处 (3) 严重烧烫伤、怀疑呼吸道烧伤时:每 5 分钟检查 1 次意识、呼吸和脉搏。协助专业急救人员,尽快送医院诊治

(二) 重要提示

1. 处理伤处　伤处切勿加压包扎,也不要刺破水疱。

2. 防止低体温 处理较大面积烧伤患者,冷水降温时间不宜过长,必要时给予保暖措施。

3. 禁用冰水 不要用冰水或冰块降温,以防加重皮肤损伤。

4. 特殊损伤 口腔、呼吸道、面部烧烫伤可能造成患者的呼吸道软组织肿胀而发生阻塞,造成窒息,应尽快得到医疗援助和尽快送医院。

5. 预防感染 尽量保护水疱表皮完整,促进愈合,防止感染。不可涂抹诸如牙膏、酱油等物品,避免感染。

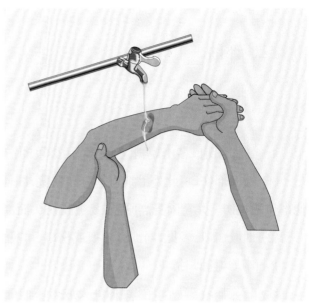

图 4-4-3 冷却降温

第五节 狗 咬 伤

一、概述

1. 风险 被动物咬伤时,伤口可能出血和感染。被狗咬伤有感染狂犬病的风险。

2. 狂犬病 狂犬病是人被患狂犬病的动物如狗、猫等抓伤、咬伤、舔舐伤口而引起的急性传染病。狂犬病毒存在于狗、猫等动物的神经组织和唾液中,在狗咬伤时通过其唾液进入人的神经组织,从而发病。

3. 危害 狂犬病患者发病后,通常会在首发症状出现后 7~11 天内进行性发展为昏迷和死亡,常见死因为呼吸循环衰竭。目前对于狂犬病尚缺乏有效的治疗手段,人患狂犬病后病死率几近 100%,故应加强预防。

二、评估

（一）伤口特点

1. 类型　伤口多不规则,出血多、污染重的伤口易发生感染。

（1）头面部伤口:此处毛细血管分布密集,即使轻微损伤,患狂犬病风险也远远大于其他部位的损伤。儿童因身高原因,易被咬伤头面部。

（2）四肢伤口:多见,局部有牙痕或伤口,可见出血、肿胀。

2. 伤口风险评估

（1）狂犬病暴露:是指被疑似狂犬或者不能确定是否患有狂犬病的宿主动物咬伤、抓伤、舔舐黏膜或者皮肤破损处,或者开放性伤口、黏膜直接接触可能含有狂犬病毒的唾液或者组织。

（2）狂犬病暴露分级(表 4-5-1)。

表 4-5-1　狂犬病暴露分级

暴露分级	接触方式	暴露程度
I 级暴露	1. 接触或喂养动物 2. 完好的皮肤被舔 3. 完好的皮肤接触狂犬病动物或人狂犬病病例的分泌物或排泄物	无
II 级暴露	1. 裸露的皮肤被轻咬 2. 无出血的轻微抓伤或擦伤 　首先可用肉眼仔细观察暴露处皮肤有无破损;当肉眼难以判断时,可用酒精擦拭暴露处,如有疼痛感,则表明皮肤存在破损(此法仅适于致伤当时测试使用)	轻度
III 级暴露	1. 单处或多处贯穿皮肤的咬伤或抓伤("贯穿"表示至少已伤及真皮层和血管,临床表现为肉眼可见的出血) 2. 破损皮肤被舔舐(应注意皮肤皲裂、抓挠等各种原因导致的微小皮肤破损) 3. 黏膜被动物唾液污染(如被舔舐) 4. 暴露于蝙蝠(当人与蝙蝠之间发生接触时应考虑进行暴露后预防,除非暴露者排除咬伤、抓伤或黏膜的暴露)	严重

（二）狂犬病的表现

1. 潜伏期　被患狂犬病的动物咬伤后,潜伏期长短不一,绝大多数病例在 15 天至 3 个月发病。

2. 典型表现　开始表现为低热、头痛、食欲不振,继而出现烦躁、恐水、畏光、怕风、咽肌痉挛、进行性瘫痪等表现,最后因重要脏器功能衰竭而死亡。

三、处置

（一）狗咬伤现场急救步骤与措施（表 4-5-2）

表 4-5-2　狗咬伤现场急救步骤与措施

步骤	措施
1-评	评估环境,确认现场安全。佩戴个人防护装备（PPE）
2-查	检查患者意识反应,有无活动性大出血,如有大出血,应立即止血
3-呼	呼喊求助,拨打急救电话 120,并取来附近的急救器材
4-救	检查狗咬伤的伤口情况,根据实际伤情处理 （1）优先止血:大出血给予有效止血,包扎。如止血效果不佳,考虑使用止血带进行止血 （2）彻底清洗:用肥皂水（或其他弱碱性清洗剂）和一定压力的流动清水交替清洗咬伤和抓伤的每处伤口至少 15 分钟。如条件允许,建议使用狂犬病专业清洗设备和专用清洗剂对伤口内部进行冲洗。最后用生理盐水冲洗伤口以避免肥皂液或其他清洗剂残留 （3）消毒处理:彻底冲洗后用碘伏（0.025%~0.050%）涂擦伤口内部 （4）冷敷:局部淤血、肿胀,可在伤处进行冷敷,每次不超过 20 分钟 （5）外科处置:与普通创伤伤口相比,动物致伤伤口具有病情复杂、软组织损伤严重、合并症多、细菌感染率高等特点,应尽快到医院进行专业的外科处置 （6）免疫处置:尽早接种狂犬病疫苗和注射抗狂犬病免疫血清（图 4-5-1）,必要时注射破伤风抗毒素

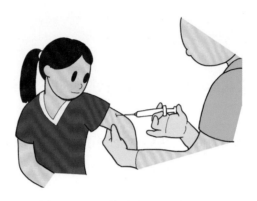

图 4-5-1　尽快注射狂犬病疫苗

（二）狂犬病暴露后的免疫处置（表 4-5-3）

表 4-5-3　狂犬病暴露后的免疫处置

暴露分级	暴露程度	暴露后的免疫处置
Ⅰ级暴露	无	确认接触方式可靠则不需处置
Ⅱ级暴露	轻度	1. 处理伤口 2. 注射狂犬病疫苗
Ⅲ级暴露	严重	1. 处理伤口 2. 注射狂犬病免疫血清 3. 注射狂犬病疫苗

注：发生在头、面、颈部、手部和外生殖器的咬伤属于Ⅲ级暴露

（三）重要提示

1. **规避风险**　远离行为异常的动物。狂犬病易感动物主要包括犬科、猫科及翼手目动物。狐、狼、豺、鼬獾、貉、臭鼬、浣熊、猫鼬和蝙蝠等都是狂犬病毒的自然储存宿主，进而感染猪、牛、羊和马等家畜。禽类、鱼类、昆虫、蜥蜴、龟和蛇等不感染和传播狂犬病毒。我国狂犬病病例主要由犬伤所致，占 90% 左右；其次为猫，占 5% 左右。约 50% 伤人动物为家养，其中绝大多数家养动物未接种动物狂犬病疫苗，流浪动物约占伤人动物总数的 25%。

2. **紧急预防**　被动物咬伤后处理伤口一定要及时、彻底。尽早到正规医疗单位就医，并按疗程全程完成免疫预防措施。其他相关知识可参考中国疾病预防控制中心制定的

《狂犬病预防控制技术指南(2016 版)》。

第六节　昆虫叮咬伤

一、概述

1. 病因　通常情况下,昆虫通过叮咬或蜇伤仅在咬伤部位造成轻微疼痛、皮肤瘙痒和肿胀。常见的昆虫蜇伤有蜜蜂、马蜂、蜱、蝎子等。

2. 过敏反应　被蜇患者如果发生严重的过敏反应,后果非常严重,甚至可能致命。

3. 中毒　有的昆虫将毒液从蜇伤部位注入患者体内,出现全身中毒症状。

二、评估

1. 局部表现　蜇伤处有红、肿、疼痛、瘙痒等表现,少数有水疱出现。

2. 全身表现　被蜇伤后患者出现头晕、恶心、胸闷、四肢麻木,严重时可出现昏迷、休克等。疑似发生中毒或过敏反应。

3. 过敏反应　多在蜇伤后 30 分钟内发生,见第三章第八节"过敏反应"。

三、处置

(一)昆虫蜇伤现场急救步骤与措施(表 4-6-1)

表 4-6-1　昆虫蜇伤现场急救步骤与措施

步骤	措施
1- 评	评估环境,确认现场安全。佩戴个人防护装备(PPE)
2- 查	检查患者意识反应,有无过敏反应征象,询问患者既往有无对昆虫蜇伤发生严重过敏反应

续表

步骤	措施
3- 呼	呼喊求助,拨打急救电话 120,并取来附近的急救器材
4- 救	(1) 检查、处理蜇伤 　① 冲洗伤处:尽早用流动的清水或肥皂水冲洗蜇伤的部位,然后用干净的毛巾将水蘸干,用碘伏或酒精将伤口消毒。切忌用手挤压伤处 　② 冰敷:冰敷蜇伤部位 20 分钟,但不应将冰块等直接接触伤处 　③ 如果是蜜蜂蜇伤,应尽快用卡片类物品(如信用卡)刮除毒刺。不要用手指捏除毒刺,否则会导致更多的毒素被人体组织吸收 (2) 观察过敏反应是否发生 　① 蜇伤后至少观察 30 分钟有无过敏反应的症状。高危患者每 5 分钟检查 1 次意识、呼吸、脉搏 　② 如患者出现严重的过敏反应,有条件时应立即给患者使用肾上腺素注射笔(使用方法详见第三章第八节)。协助专业急救人员,尽快送医院诊治

注:高危患者指已出现轻微过敏反应和以往有过敏反应史的患者

(二) 蜱叮咬现场急救步骤与措施(表 4-6-2)

表 4-6-2　蜱叮咬现场急救步骤与措施

步骤	措施
1- 评	评估环境,确认现场安全。佩戴个人防护装备(PPE)
2- 查	检查意识反应,确认为蜱叮咬
3- 呼	如有必要拨打急救电话 120,取来急救箱
4- 救	(1) 用镊子夹住蜱头部,尽可能贴近皮肤,避免挤捏蜱身体,轻轻牵拉提起持续数秒,蜱即可移除,放入塑料袋中 (2) 伤处给予流动清水或肥皂水冲洗 (3) 被叮咬部分必须用碘伏或酒精进行消毒 (4) 如叮咬部位红肿疼痛、出现皮疹、伴随发热,或已知目前所在区域有蜱传播的疾病,应尽快就医诊治 (5) 切忌采用火烧、烟熏等方法

（三）重要提示

1. 密切观察　发现过敏反应表现,及时处理,是防止被蜇患者出现严重后果的关键措施。一般蜇伤后观察 30 分钟,若有过敏反应的表现,应立即开始急救。

2. 加强预防　野外活动时,宜穿长衣、长裤及进行颜面部保护,避免蜇伤。

4

章末思考题

1. 淹溺的岸上急救措施有哪些?
2. 如何为电击伤患者实施心肺复苏?
3. 昆虫蜇伤的急救步骤与措施是什么?
4. 狂犬病的免疫处置有哪些?
5. 急性中毒的确保安全的措施有哪些? 急性食物中毒的急救步骤与措施是什么?

第五章 创伤

教学目标

掌握：

1. 伤口处理技术。
2. 接触伤者的自我防护。
3. 大出血的识别、现场止血的方法、使用止血带的方法。
4. 失血性休克的识别与处置。
5. 搬运患者的注意事项。
6. 骨折现场固定技术。

熟悉：

1. 开放性、闭合性创伤特点和处置原则。
2. 伤口的消毒方法。
3. 绷带、三角巾的使用方法。
4. 断指（肢）伤的处置。
5. 鼻出血处理方法。
6. 骨折的识别和固定的注意事项。
7. 基本的搬抬方法。

了解：

1. 创伤的概念。
2. 牙齿脱落的处置。

第一节 概　　述

创伤是指各种物理、化学和生物等致伤因素作用于人体,造成组织结构完整性损害或功能障碍。创伤是青壮年的首位死因,也是导致残疾的主要原因。

一、类型

(一) 分类与特点

1. 根据体表组织完整性　根据体表组织完整性破坏与否分为开放性、闭合性创伤。

(1) 开放性创伤:有伤口及出血现象,细菌有机会由伤口入侵而导致感染。伤口暴露时间越长,感染机会越大。

(2) 闭合性创伤:表面没有伤口,伤处可有红肿、疼痛、淤血、畸形等表现,细菌感染机会不大。虽然表面没有伤口,但可能血液已大量流失于腹腔、胸腔或皮下及肌肉组织中,难以评估失血的程度。

2. 根据致伤部位　分为颅脑损伤、颌面部损伤、脊柱损伤、胸部损伤、腹部损伤、骨盆肢体损伤。在严重的创伤事件中,患者出现两个部位以上的损伤,称为多发伤。

(二) 开放性创伤类型

1. 擦伤　为浅表损伤,表面有出血点和渗血,也可累及皮肤全层及部分皮下组织。

2. 割伤　是由利器例如刀、玻璃片等造成的伤口,通常伤口边缘比较整齐,可伤及皮下软组织。如果伤及大血管,会导致严重失血。

3. 裂伤　多由于钝性暴力作用,造成皮肤及皮下组织撕开、断裂,伤口多为不规则的形状。皮肤组织受损程度较大,伤口容易感染。

4. 刺伤　由尖锐器具如针、钉等造成,伤口表面虽然细小,但伤口可能很深,此类伤口易并发感染。如刺伤腹部或胸部,可能伤及内脏。

（三）闭合性创伤类型

1. 挫伤　为钝性损伤，表现为局部肿胀、压痛。受伤范围与外在表现往往不一致。

2. 扭伤　为关节周围组织受到过大牵张力而造成的损伤，表现为局部肿胀、疼痛和活动障碍。

3. 闭合性骨折　直接或间接的暴力作用于骨组织，造成骨的连续性中断，断端可伤及周围组织、血管、神经及内脏，引起严重出血甚至危及生命。

4. 闭合性内脏伤　有的钝性损伤患者体表损伤轻微，但结合受伤机制和表现，应考虑到内脏损伤的可能。如头部外伤后引起脑挫裂伤，胸腹部撞击后引起肝、脾等内脏损伤等。

二、处理原则

（一）开放性创伤

1. 伤口处理　如有大出血，应立即进行有效止血；如出血不多，包扎前应尽量清洁伤口并消毒，预防感染，促进伤口的愈合。

2. 特殊损伤　有异物刺入、脏器外露、开放性骨折等情况时应谨慎处理，具体方法参考相关章节的处理原则。

（二）闭合性创伤

1. 局部制动和冷敷　不要进行主动活动，怀疑骨折者要给予临时固定。针对红肿、淤血等可以实施短暂的冷敷疗法，减轻肿胀、疼痛。

2. 及时送医院　怀疑有骨折或内脏损伤的患者，应正确搬抬、及时送医院。

（三）重要提示

1. 避免加重伤害　包扎或固定患肢后，检查末梢血液循环，如出现血液循环受阻情况，应调整绑扎的松紧度。

2. 末梢血液循环受阻的表现

（1）皮肤颜色、温度变化：患者肢体远端皮肤苍白，若持续加重，皮肤转为灰白或紫色，皮肤发凉，可与健侧肢体做比较。

（2）感觉和活动异常：患者感到局部疼痛或麻木，或无法活动伤肢。

3. 检查末梢血液循环　创伤患者处置前后

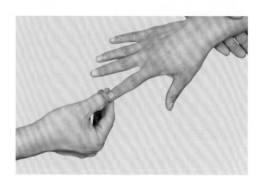

图 5-1-1　检查末梢血液循环

要检查末梢血液循环，前后对比，并持续评估。检查方法：先压住包扎肢体末端的皮肤或甲床（图 5-1-1），松开后，被压部位如在 2 秒内迅速恢复正常颜色，提示循环良好，反之则提示血液循环受阻。

第二节　伤口的评估与处置

一、评估

（一）类型

1. 外出血　皮肤完整性破坏，血液自伤口流出。生活中绝大多数外出血较易发现，现场止血效果较好。

2. 内出血　体表无伤口，血管破裂导致血液聚集在组织间隙或脏器腔隙内（如胸腔、腹腔等）。内出血多隐匿，不易被发现。

（二）外出血特点

1. 动脉出血　动脉血管损伤，血液会从伤口处喷出，动脉血液因含氧高而呈鲜红色。

2. 静脉出血　静脉血管损伤，伤口出血速度相对缓慢，静脉血液因含氧低而呈暗红色。

3. 毛细血管出血　创伤后毛细血管出血比较常见，此时血液缓慢渗出或呈点滴状流出,血液呈鲜红色。

(三) 内出血特点

1. 隐匿 内出血尤其是内脏出血不易被发现且出血多、快,很可能因为送医院延迟而危及生命。

2. 需要及早送医院 内出血患者需要确定性手术治疗,因为现场无有效止血措施,所以应提高警惕,早期发现,及时送医院诊治。

(四) 失血性休克

1. 失血量 成人全身的血量为自身体重的 7%~8%,如果失血量大于全身血量的10%,就会出现失血的症状,如头晕、心慌等。失血量超过全身血量的 20%,800~1 000 毫升,则会发生失血性休克,此时器官组织缺血、缺氧,发生功能障碍,危及生命。

2. 评估要点

(1) 伤口:如果伤口深、大,毁损严重,有离断伤或致命性出血,表明伤情严重,易发展为休克。

(2) 伤势:胸部或腹部损伤、骨盆、双侧大腿受伤时,由于可能发生严重失血,有潜在休克风险,随时有生命危险,应给予重视。

(3) 先兆及早期表现:患者出现头晕、意识淡漠、面色苍白、口渴、无力、脉搏增快、出冷汗、四肢发凉、晕厥等表现。

(4) 晚期表现:病情加重,出现意识不清、血压下降等表现,提示伤情严重。

3. 处置

(1) 有效止血:针对危及生命的外出血应立即有效止血,怀疑内出血时,应尽早送医院诊治。

(2) 及时呼救:尽早拨打急救电话 120。怀疑失血性休克的患者应及时送医院诊治。

(3) 吸氧、制动:缺氧患者现场有条件时给予氧气吸入,保持呼吸道通畅,减少活动或不必要的搬动。

(4) 体位:通常采取平卧位,休克患者可抬高下肢约 30°,注意保暖,防止低体温加重伤势。

二、止血技术

（一）直接压迫止血法

这种方法是最常用、最有效且最容易实施的止血方法，在外出血止血时应作为首选。

1. 适用范围

（1）各种性质的出血：动脉、静脉、毛细血管出血。大动脉出血应与其他止血方法配合使用。

（2）各部位出血：头部、躯体、四肢以及身体各处的伤口均可使用。

2. 直接压迫止血法操作要点（表 5-2-1）

表 5-2-1　直接压迫止血法操作要点

步骤	操作
1	用敷料完全覆盖出血部位，采用单（双）手掌根或四指并拢直接压迫，时间持续 10 分钟以上（图 5-2-1）
2	如止血效果不佳，需要增加一块敷料继续施加压力。不应取下之前敷料
3	有效止血后，使用绷带包扎，固定敷料并协助止血
4	对于无明显出血且污染较重的伤口，应先充分冲洗后再包扎

注：头部、胸部、腹部创伤以及开放性骨折，不应在现场冲洗伤口

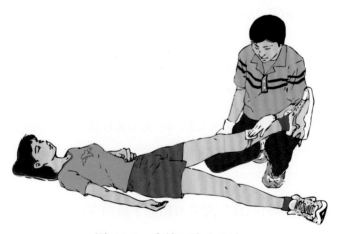

图 5-2-1　直接压迫止血法

（二）止血带止血法

1. 适应证 直接压迫止血法不能奏效的四肢活动性大出血。

2. 材料 选用绷带、宽布条、三角巾、旋压式止血带等。也可选用充气式袖带，充气式袖带施压面积大，对受压的组织损伤较小。

3. 部位 止血带结扎在距伤口近心端5厘米的皮肤完好部位，有利于最大限度地保存肢体的功能。捆扎时应避开关节部位。

4. 制式旋压式止血带（图5-2-2） 一种军用的止血带，使用方便，效果可靠。

（1）结构：绞棒、卡槽、尼龙扣、魔术贴等。

（2）操作方法：选择绑扎止血带的位置，在此处加衬垫。将旋棒放在伤肢外侧，系好尼龙扣，旋转绞棒，观察远端出血停止时，将绞棒扣入卡槽，妥善固定，在魔术贴上写明绑扎止血带的时间，并注意与接诊的医务人员交待绑扎止血带的时间。

5. 临时性旋压式止血带的操作要点（表5-2-2、图5-2-3）

表5-2-2 临时性旋压式止血带的操作要点

步骤	操作
1	直接压迫止血效果不好的四肢活动性出血，应果断给予止血带使用
2	在准备捆扎止血带的部位用毛巾、衣物等做衬垫，防止皮肤损伤
3	采用宽布条或三角巾折叠成长条状，宽度应至少为2.5厘米。绑扎后使用结实的木棒或类似物体插入打结外侧，旋转勒紧并固定，松紧度以远端出血停止为宜
4	标明上止血带的时间
5	应尽量缩短止血带捆扎时间，尽快送医院

6. 提示 在室温下，肢体远端缺血时间超过4小时后可出现永久性损伤。2小时内不需要松解止血带，2~6小时可视出血情况换用其他方法止血。如果使用超过6小时，不应将止血带松解。

（三）填塞止血法

1. 适应证 用于伤口较深、出血较多者，还可用于鼻出血。

2. 操作方法 用无菌的纱布填塞在伤口内，达到局部加压止血作用。

5

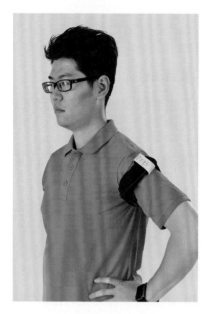
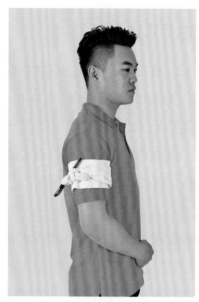

图 5-2-2　制式旋压式止血带　　　图 5-2-3　临时性旋压式止血带

（四）压迫动脉止血法

1. **特点**　此法是用手指或掌根压住出血伤口的近心端动脉，使得血管被压在附近的骨骼上，从而阻断血流，达到止血的目的（图 5-2-4）。此种方法只能临时和短时间使用，操作前需要急救员充分了解血管的解剖位置，并经过严格的操作练习。本方法实际使用的效果存在差异性，不推荐普通公众使用。

2. **适用范围**　头面部、四肢部位。

3. **操作方法**（以四肢为例）

（1）上肢止血方法：一手握住患者的前臂抬高，另一手放在伤肢腋窝下方、上臂内侧，感觉到肱动脉的搏动，然后用手指将肱动脉用力压向骨骼（图 5-2-5），以配合达到止血目的。

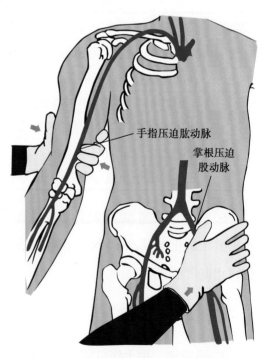

手指压迫肱动脉

掌根压迫股动脉

图 5-2-4　压迫动脉止血法示意图

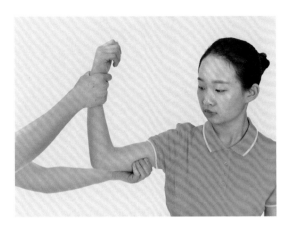

图 5-2-5 压迫肱动脉止血

手部出血和手指出血可采用相应部位的压迫动脉止血法(图 5-2-6)。

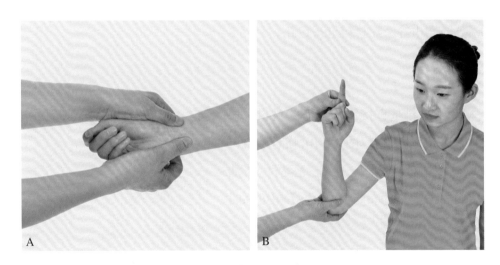

图 5-2-6 手部压迫动脉止血法
A.压迫尺、桡动脉止血;B.压迫指动脉止血

(2)下肢止血方法:在大腿根部快速找到股动脉搏动处,用双手掌根或拇指重叠,以较大的力量下压,同时让患者采取屈膝姿势(图 5-2-7)。

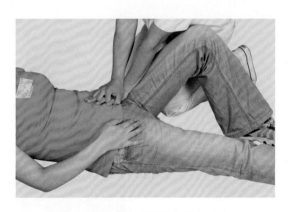

图 5-2-7 掌根压迫股动脉止血

三、包扎技术

包扎有协助止血、保护伤口及受伤组织、固定异物等功能。急救中通常使用敷料、创可贴、绷带、三角巾等医疗材料进行包扎。

（一）敷料

1. 概念 敷料是直接覆盖伤口的材料。理想的敷料是医用无菌敷料（图 5-2-8），临时敷料可以就地取材，但应具备柔软、透气、无黏性、清洁及吸水等特性。清洁的布料、毛巾及手帕可临时应急。

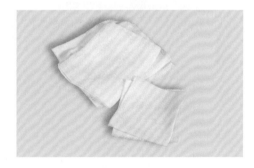

图 5-2-8 敷料

2. 作用 协助止血，覆盖及保护伤口，预防感染。

3. 使用原则 敷料应足以覆盖伤口，必要时更换，以减少感染的机会。

（二）创可贴

1. 概念 创可贴是将含有药物的敷料与有黏性的弹性胶布结合在一起的包扎用品。

2. 适应证 用于表浅、小伤口早期的止血和保护。

3. 特点 创可贴有各种材质和型号，具有体积小、使用简单、携带方便等优点，可协助止血、保护创面、促进愈合。有的创可贴所用的胶布透气性差,对局部皮肤可能造成浸渍而发生损伤。

4. 使用方法　污染严重的伤口可先用流动的清水清洁伤口,擦干后再用碘伏或酒精消毒伤口周围皮肤,然后选择适合的创可贴覆盖创面。如果创可贴被浸湿,应及时更换。创可贴的使用时间不宜超过 24 小时。

5. 注意　有大血管、神经、肌腱损伤以及疑有异物的伤口,烫伤,动物咬伤,化脓感染和各种皮肤疾病,不宜使用创可贴。手指伤口使用创可贴时不要缠绕过紧,以免影响血液循环。使用过程中出现伤口肿胀、有分泌物渗出时,应及时就医。

（三）绷带

1. 类型　有弹性绷带(图 5-2-9)、纱布绷带、止血绷带等,且有不同尺寸,根据需要选择使用。

2. 作用　用于保护伤口、固定敷料、持续加压起到止血作用,弹性绷带可用于关节损伤患者,起到辅助固定作用。

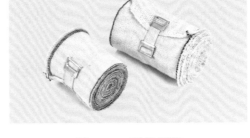

图 5-2-9　弹性绷带

3. 常用方法　以螺旋包扎法为例。

（1）适应证:前臂、上臂、大腿、小腿伤口的包扎。

（2）步骤:在伤口处用敷料充分止血后,使用绷带在敷料的远心端,环形缠绕 1~2 圈,

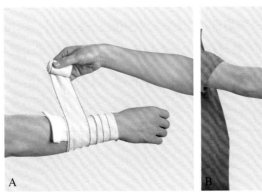
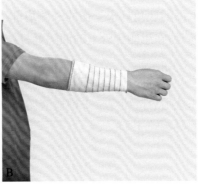

图 5-2-10　绷带螺旋包扎法

123

然后向近心端缠绕,每一圈遮盖前一圈的 1/2 或 2/3,直至完全覆盖敷料(图 5-2-10)。包扎完毕应检查末梢血液循环。

(四)三角巾

制式三角巾为三角形的布料,三角形有顶角、底角(图 5-2-11)。

1. 用途

(1)处理伤口:三角巾可以做成临时敷料、制成环行垫,协助处理有骨端外露或有异物的伤口,也可作为自制止血带使用。

(2)承托悬吊:上肢开放性损伤彻底止血后或闭合性损伤,给予三角巾悬吊,可减轻肿胀、利于恢复。

(3)骨折固定:可作为骨折的固定物,将伤处固定。

2. 承托悬吊方法

(1)大手挂的操作要点(表 5-2-3)

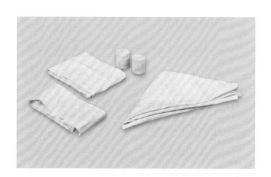

图 5-2-11 三角巾

表 5-2-3 大手挂的操作要点

步骤	操作
1	支撑伤肢前臂,手及手腕略高于肘部,将三角巾全幅张开置于手臂与胸部之间,顶角伸展至肘部(图 5-2-12A)
2	将上面的底角从未受伤的一侧肩部绕过颈后,到伤肢一侧,将另一底角向上覆盖手和前臂,在患侧锁骨上的凹陷处打结(图 5-2-12B)。在打结部位垫上衬垫
3	调整三角巾,确保手指末节外露,并收紧肘部(图 5-2-12C)
4	承托悬吊后持续观察末梢血液循环

5

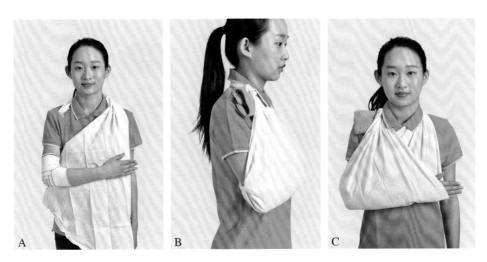

图 5-2-12　大手挂的操作要点

（2）小手挂的操作要点（表 5-2-4）

表 5-2-4　小手挂的操作要点

步骤	操作
1	将伤肢前臂斜放在胸前,手指贴着对侧锁骨（图 5-2-13A）
2	将三角巾全幅张开,覆盖前臂、手背及上臂的 1/2,顶角置于肘部
3	将三角巾向内反折托住患肢,靠下面的底角从患者背后通过肩胛骨,到达健侧肩部,与另一底角在健侧锁骨上的凹陷处打结（图 5-2-13B）,在打结部位垫上衬垫
4	承托悬吊后持续观察末梢血液循环

（五）提示

1. 先止血、后包扎　所有开放性创伤均应有效止血后再给予包扎。

2. 临时悬吊用物　伤肢的悬吊也可采用领带、衣物等作为临时悬吊用物。

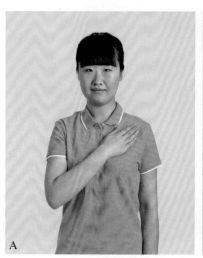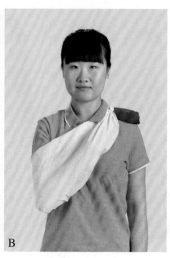

图 5-2-13　小手挂的操作要点

四、伤口的清洁与消毒

（一）目的

1. 预防感染　针对无活动性出血且周围污染严重的伤口,尤其是短时间内不能到达医院的开放性伤口,用生理盐水或流动的清水冲洗,预防继发感染。有条件时给予消毒处理。

2. 促进愈合　保护创面、清洁和消毒伤口,有利于后期愈合。

（二）消毒物品及伤口处理

1. 常用消毒物品　碘伏、医用酒精等。

（1）特点:碘伏有广谱的抗微生物作用,对细菌、芽胞、真菌、病毒等均有效。酒精使细菌菌体蛋白凝固变性,但对肝炎病毒及芽孢无效。以 75% 酒精溶液作为消毒剂,可独立应用于普通伤口消毒。

（2）操作:使用棉球或棉棒,蘸取碘伏或酒精沿伤口边缘皮肤由内向外环绕涂抹 2 遍,涂抹范围为伤口边缘 3~5 厘米。

（3）注意:对消毒剂明确过敏者切勿使用。眼睛周围、口腔黏膜部位不建议使用消毒剂。

2. 伤口处理 伤口的现场急救步骤与措施见表 5-2-5。

表 5-2-5 伤口的现场急救步骤与措施

步骤	措施
1-评	评估环境,确保安全。佩戴个人防护装备(PPE)
2-查	检查生命体征,制止威胁生命的大出血
3-呼	呼喊求助,取来急救箱。必要时拨打急救电话120
4-救	(1) 检查伤口:出血、深浅、大小、有无异物、污染情况 (2) 处理伤口:优先止血,若出血不多,可按照清洁、消毒、包扎的顺序处理 　① 准备物品:酒精、碘伏、棉球或棉棒、无菌纱布、胶布、绷带、三角巾等 　② 冲洗伤口:污染伤口用流动的清水冲洗(图 5-2-14),严重污染的伤口需要较 　　大压力水流,可用注射器抽吸后冲洗伤口 　③ 消毒:蘸取消毒剂给予伤口及周围皮肤消毒 　④ 包扎:敷料直接覆盖伤口并施以一定的压力,妥善固定(图 5-2-15) (3) 必要时送医院,给予进一步处理

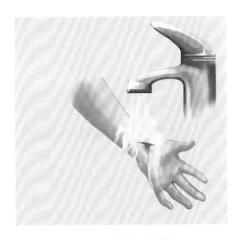

图 5-2-14 清洁、冲洗伤口

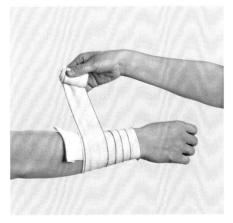

图 5-2-15 伤口包扎

3. 重要提示 如在伤口处理过程中出现活动性出血,应停止冲洗、消毒,给予彻底止血包扎,待抵达医院后进一步处置伤口。

第三节 常 见 创 伤

一、颅脑损伤

(一) 病因与分类

1. 病因　常见于高处坠落伤、交通伤、跌落伤等,是暴力作用于头颅引起的损伤。

2. 分类　包括头部软组织损伤、颅骨骨折和颅内组织损伤。三类损伤常合并发生,颅内组织损伤(图5-3-1)如颅内出血、脑挫裂伤等后果严重。

(二) 评估

1. 表现　头痛、呕吐为常见症状,如出现抽搐、意识障碍甚至昏迷时要考虑颅内损伤的可能,尽快就医诊治。

2. 头皮外伤　因头部血运丰富,可出现头皮血肿;当出现开放性损伤时,出血量较大。

3. 颅底骨折征象

(1) 熊猫眼:出现双眼周围青紫,类似"熊猫眼",也称"浣熊征"。

(2) 耳鼻漏:外耳道、鼻腔可有淡红色血性液体流出。

(3) 乳突血肿:双耳后可出现青紫瘀斑。

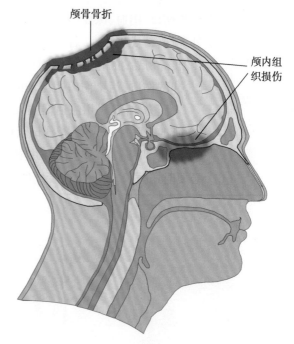

颅骨骨折

颅内组织损伤

图 5-3-1　颅脑损伤示意图

（三）处置

1. 颅脑损伤的现场急救步骤与措施（表 5-3-1）

表 5-3-1　颅脑损伤的现场急救步骤与措施

步骤	措施
1- 评	评估环境,确认现场安全。佩戴个人防护装备（PPE）
2- 查	检查患者意识,如意识不清,应确保呼吸道通畅。制止威胁生命的大出血
3- 呼	呼喊求助,拨打急救电话 120,并取来附近的急救器材
4- 救	(1) 检查患者生命体征:呼吸、脉搏,关注瞳孔、血压 (2) 检查伤势:有无熊猫眼、耳鼻漏、耳后青紫,有无头皮裂伤、颅骨外露等,根据伤情处理（图 5-3-2） (3) 处理伤势:注意保护颈椎。如怀疑颅底骨折,耳鼻如有血性液体流出时,禁忌填塞止血（图 5-3-3）,应采取有利于液体流出的体位 (4) 严重伤:意识不清的颅脑损伤病情严重,每 5 分钟检查 1 次意识、呼吸、脉搏,协助专业急救人员,尽快安全送医院救治

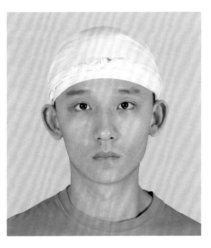

图 5-3-2　头皮裂伤——帽式包扎

2. 提示　颅脑损伤后果常较严重,应及时呼叫 120,送医院诊治。意识不清患者易发生呕吐,导致气道阻塞,保证气道通畅是始终需要关注的问题。应注意保持患者头颈部的稳定,防止伴有颈椎损伤的患者的病情加重。

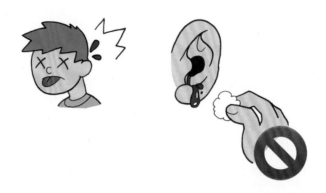

图 5-3-3　颅底骨折征象——耳鼻漏,禁忌填塞止血

二、胸部损伤

（一）病因与分类

1. 病因　常见于交通意外、挤压、坠落和利器所致的损伤。

2. 分类　根据暴力性质不同分为钝性伤和锐性伤,根据损伤是否造成胸膜腔与外界相通,分为开放性、闭合性胸部损伤。

3. 损伤类型　正常胸部由胸廓(图5-3-4)、胸腔内脏组成,胸部损伤包括肋骨骨折、气胸、血气胸、心脏和大血管损伤等。

（二）评估

1. 胸痛　软组织损伤或单纯肋骨骨折主要表现为胸痛,吸气时加重。

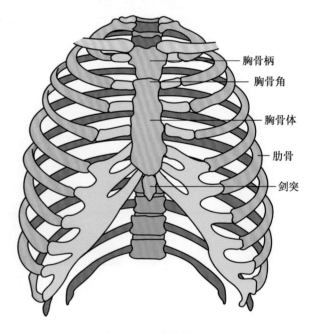

图 5-3-4　胸廓结构图

胸骨柄
胸骨角
胸骨体
肋骨
剑突

2. 呼吸困难　如出现血胸、气胸则以呼吸困难为主，如出现休克表现，短时间内可因呼吸、循环衰竭而死亡。

(三) 处置

1. 胸部损伤的现场急救步骤与措施（表 5-3-2）

表 5-3-2　胸部损伤的现场急救步骤与措施

步骤	措施
1- 评	评估环境，确认安全。佩戴个人防护装备（PPE）
2- 查	检查患者意识、呼吸，如意识不清或呼吸困难，进入下一步
3- 呼	呼喊求助，拨打急救电话 120，并取来附近的急救器材
4- 救	(1) 检查患者生命体征：呼吸、脉搏，有无失血性休克表现 (2) 检查胸部：有无开放性伤口，出血情况，有无胸廓畸形、呼吸不对称等表现，给予相应的处理 (3) 开放性胸部损伤：如无明显出血可维持原状送医院。有活动性大出血者应立即止血。注意伤口不能被完全封闭，若需包扎应使用非密封性敷料，采取舒适体位（伤侧卧位） (4) 肋骨骨折：怀疑肋骨骨折时可适当进行固定，以减轻疼痛，但不能影响呼吸 (5) 严重伤：指有胸廓畸形、呼吸不对称、呼吸困难逐渐加重、出现失血性休克症状、伴有意识障碍者，应每 5 分钟检查 1 次意识、呼吸、脉搏，协助专业急救人员，尽快送医院救治

2. 提示　使用不透气的材料封闭胸部开放性损伤，有可能造成张力性气胸导致严重呼吸困难，危及生命。对所有胸部损伤的患者，应及时呼叫 120，送医院诊治。

三、腹部损伤

(一) 病因与分类

1. 病因　因坠落、碰撞、挤压、拳击、刀刺等所致损伤。

2. 分类　根据暴力性质不同分为钝性伤和锐性伤;根据损伤是否造成腹腔与外界相通,分为开放性、闭合性腹部损伤。开放性损伤可引起脏器外露。腹部损伤常伴有内脏损伤,腹腔实质性脏器(肝、脾、肾等)或大血管损伤可引起大出血致死。空腔脏器(小肠、结肠等)破裂时,表现为弥漫性腹膜炎,常并发严重感染。

(二) 评估

1. 腹痛　为常见症状,但疼痛表现和疼痛范围与损伤程度往往不一致。

2. 局部表现　可见膨隆、瘀斑、挫伤或外露脏器。

3. 其他表现　患者出现呕血、便血和血尿时,应警惕腹腔脏器损伤,需结合受伤机制考虑。

(三) 处置

1. 腹部损伤的现场急救步骤与措施(表 5-3-3)

表 5-3-3　腹部损伤的现场急救步骤与措施

步骤	措施
1- 评	评估环境,确认安全。佩戴个人防护装备(PPE)
2- 查	检查患者意识
3- 呼	呼喊求助,拨打急救电话 120,并取来附近的急救器材
4- 救	(1) 检查患者其他生命体征:呼吸、脉搏,有无失血性休克表现 (2) 检查腹部:有无开放性伤口,有无腹部膨隆、异物刺入、内脏外露、皮肤瘀斑等表现。给予相应的处理 (3) 采取舒适体位:仰卧位双腿屈膝。怀疑内脏出血时,应尽量减少活动 (4) 开放性腹部损伤:保护外露脏器,给予湿的敷料(可将干净的饮用水浸湿无菌纱布覆盖)包扎(图 5-3-5)。避免施压,亦不要将外露脏器送回腹腔 (5) 每 5 分钟检查 1 次意识、呼吸、脉搏 (6) 协助专业急救人员,及时送至有手术条件的医院

2. 提示　所有腹腔损伤患者均应尽快拨打 120,迅速送至有救治能力的医院。内脏损伤和出血搬抬时禁用背负法和环抱法,避免损伤和出血加重。

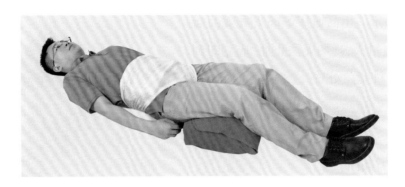

图 5-3-5 腹部外伤包扎

四、鼻出血

1. 病因 可因外伤、打喷嚏、挖鼻孔引起,也可因局部炎症、黏膜干燥引起血管破裂,亦可见于血压过高或各种血液病患者。

2. 特点 鼻孔点滴状出血或流出。头部受伤后,如有淡红色血性液体流出,可能是颅底骨折的表现。

3. 鼻出血的现场急救步骤与措施(表 5-3-4)

表 5-3-4 鼻出血的现场急救步骤与措施

步骤	措施
1- 评	确认现场安全,佩戴个人防护装备(PPE)
2- 查	检查患者意识、呼吸,嘱咐患者坐位,身体前倾。头不要后仰,否则血液流入呼吸道,可引起呛咳甚至窒息
3- 呼	呼喊求助,拿来急救器材。必要时拨打急救电话 120
4- 救	检查鼻出血情况,及时止血 (1) 止血方法 　　① 指导患者用口呼吸,并用手捏紧鼻翼部位(图 5-3-6),捏 5~10 分钟后放松,如仍出血重复捏紧 　　② 采取以上措施,不能止血,在排除颅底骨折后,可用无菌纱布填塞鼻孔止血 (2) 如患者出血很严重,不能有效止血时,尽快由专业急救人员送医院救治 (3) 等待专业急救人员过程中,危重患者每 5 分钟检查 1 次意识、呼吸、脉搏、鼻出血情况

4. 特别提示　由高血压等因素导致的后鼻道出血,出血量大,现场无法止血,应立即到医院耳鼻咽喉科紧急处置。注意防止血块反流堵塞气道导致窒息。

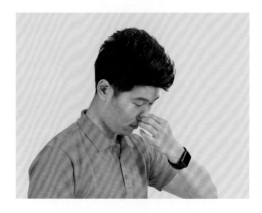

图 5-3-6　鼻出血的止血手法

五、牙齿损伤

1. 病因　常见于口腔外伤,可能出现一颗或多颗牙齿碎裂、松动或脱落等情况。

2. 风险　牙齿损伤可导致口腔出血,如果不能有效止血,会造成失血过多;脱落的牙齿一旦落入呼吸道,有引发窒息的危险。

3. 牙齿损伤的现场急救步骤与措施(表 5-3-5)

表 5-3-5　牙齿损伤的现场急救步骤与措施

步骤	措施
1- 评	评估环境,确认安全。佩戴个人防护装备(PPE)
2- 查	检查意识、呼吸,检查是否存在气道异物窒息
3- 呼	呼喊求助,拿来急救器材。必要时拨打急救电话 120
4- 救	检查口腔内出血情况、是否有松动或脱落的牙齿 (1) 止血:对于出血部位,取来小块敷料放在出血处,让患者咬住,达到止血效果 (2) 保存脱落牙齿:不要碰触损伤脱落牙齿的根部,脱落牙齿的理想环境是留在牙槽内或有患者唾液的环境。如患者为成人且清醒,可将牙齿含在口腔内(牙齿与下唇之间,儿童应避免),但要特别注意要防止坠入气道发生窒息。脱落的牙齿也可放在汉克平衡盐溶液中保存,如果没有,可按照优先顺序放入以下溶液中:蜂胶、蛋清、椰子汁、全脂牛奶、生理盐水 (3) 尽快送往专科医院:争取再植的机会

六、断肢（指/趾）伤

1. 受伤机制　生活、工作中发生切割性或碾压、撕裂性损伤，会造成肢体、指/趾断离或部分断离。

2. 特点　切割伤的伤口边缘整齐，碾压伤的伤口组织毁损严重。

3. 评估　肢体、指/趾发生离断（图 5-3-7），出血多且速度快。患者因疼痛、失血而面色苍白、头晕、出汗。

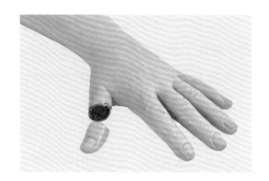

图 5-3-7　断指伤

4. 断肢（指/趾）伤的现场急救步骤与措施（表 5-3-6）

表 5-3-6　断肢（指/趾）伤的现场急救步骤与措施

步骤	措施
1- 评	评估环境，确认安全。佩戴个人防护装备（PPE）
2- 查	呼喊求助，检查患者生命体征，制止威胁生命的大出血
3- 呼	拨打急救电话 120，并取来附近的急救器材
4- 救	（1）检查患者生命体征：呼吸、脉搏，有无失血性休克表现，稳定者每 15 分钟检查 1 次 （2）检查、处理断肢（指/趾）的残端伤口及断肢情况 　①止血：完全离断肢体残端的血管，部分回缩闭塞，如无明显出血给予简单加压包扎即可。如损伤大动脉而有喷射状出血时，应用敷料直接压迫止血，如不能及时有效止血时，应使用止血带止血 　②离断的肢体、指/趾保存：寻找断肢或断指/趾，如污染严重应先用干净的水冲洗后，再用干净敷料或无菌纱布等包好，用塑料袋或保鲜膜包裹，放入盛有冰块或冰水的容器内。注意不要让其直接接触冰块或水，在包装袋外注明受伤时间、患者姓名等信息，与患者一同送医院

5

七、异物伤

1. 处置 异物如为碎玻璃或泥沙等,可用流动的清水冲洗。如异物为匕首等锐器嵌入伤口内,可在异物两旁加上敷料,妥善固定(图 5-3-8),减少异物移动,及时送医院处理。

2. 重要提示 为了防止伤势加重或有致命风险时,切勿拔除异物。当异物阻塞呼吸道或插入面颊部而影响呼吸时,小心拔除并有效止血。

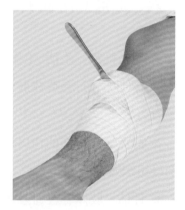

图 5-3-8 异物伤的包扎

第四节 骨 折

一、概述

(一) 概念及类型

1. 概念 骨折是指骨结构的连续性完全或部分断裂。

2. 分类 根据骨折处是否与外界相通分为闭合性和开放性骨折。

(1) 闭合性骨折:骨折部位皮肤完好,受伤部位可能出现畸形、肿胀。

(2) 开放性骨折:骨折部位皮肤破损,骨折端直接或间接与外界相通,如骨折端外露,感染机会增加。

3. 人体骨骼构成 成人有 206 块骨,按部位可分为颅骨、躯干骨和四肢骨三部分(图 5-4-1)。骨折时断端能损伤周围的肌肉、神经、血管及内脏。

(二) 受伤机制

1. 能量转换 直接暴力和间接暴力都可能导致骨折,人体骨骼承受压力超过骨骼的

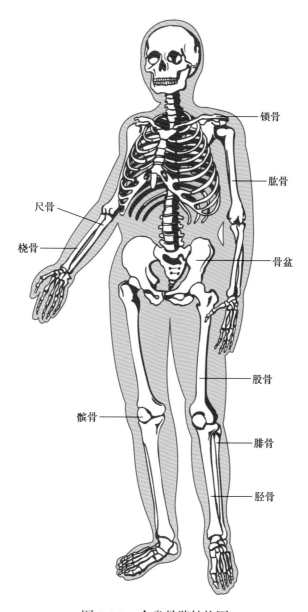

锁骨

肱骨

尺骨

桡骨

骨盆

股骨

髌骨

腓骨

胫骨

图 5-4-1　全身骨骼结构图

强度，即可导致骨折。高能量损伤如时速大于 64 千米 / 小时的车祸、高处坠落伤（从患者身高 3 倍的高度坠落）、枪弹伤等，易导致严重骨折。

2. 非创伤原因　骨骼疾病和积累性劳损也可引起骨折。

（三）评估

1. 局部表现　伤处疼痛、肿胀、有瘀伤，畸形，肢体可能短缩，不能正常活动。开放性骨折可见骨折端外露，伤口出血。

2. 全身表现　如果发生骨盆或大腿骨折，或多处骨折，患者可能出现失血性休克症状。一侧大腿骨折出血量可达800~1 000毫升，骨盆骨折出血量可达2 000~3 000毫升。肋骨骨折可造成血气胸，导致呼吸困难。

3. 特殊人群　老年人因骨骼退化、骨质疏松等导致骨折发生率较高，低能量损伤如摔倒、跌伤都可能发生骨折，常见部位为髋部、大腿（图5-4-2）、手腕、腰椎等。

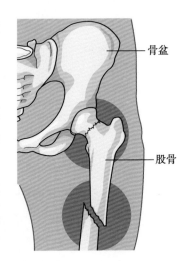

图5-4-2　股骨骨折示意图

（四）骨折的现场急救步骤与措施（表5-4-1）

表5-4-1　骨折的现场急救步骤与措施

步骤	措施
1-评	评估环境，确认现场安全。佩戴个人防护装备（PPE）
2-查	检查患者意识，有无活动性出血，立即制止威胁生命的大出血
3-呼	呼喊求助，拨打急救电话120，并取来附近的急救器材
4-救	(1) 检查患者生命体征：呼吸、脉搏，有无失血性休克表现 (2) 检查、处理伤势：有无开放性伤口，出血情况，有无畸形、红肿、断端外露、活动受限 　① 止血、包扎：如有开放性伤口，伴有活动性出血，应及时有效止血、包扎。伤口不要用水冲洗。已裸露在外的骨折断端，不要将其复位 　② 固定：城市环境中，等待急救车期间，嘱患者不要活动。如远离城市，短时间内无条件送往医院，给予临时固定。固定后每隔10分钟检查肢体远端的感觉、活动能力和循环情况。如有麻木感或末梢血液循环障碍，应立即调整包扎、固定物品，避免人为造成损伤 　③ 放冰袋于闭合性骨折部位覆盖的毛巾上，最多20分钟 (3) 提示：骨折发生在骨盆、大腿等处，易发生大的失血，导致休克。每5分钟检查1次意识、呼吸和脉搏 (4) 及时送医院，确诊骨折，实施确定性治疗

5

二、骨折的临时固定技术

(一) 临时固定的功能

1. 减少骨折部位活动、减轻疼痛。

2. 避免进一步损伤。

3. 稳定病情,便于转运。

(二) 临时固定的材料

1. 各种夹板　铝制夹板、木夹板、充气夹板等。

2. 就地取材　如木板、树枝、竹竿等有支撑作用的临时物品。

3. 其他　利用患者健侧肢体,用三角巾、绷带、毛巾等固定(图 5-4-3)。

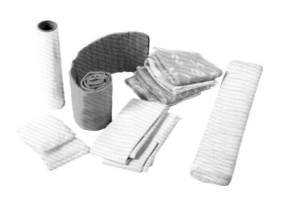

图 5-4-3　包扎、固定的材料

(三) 临时固定的原则

1. 完全　四肢骨折固定的材料长度需要超过骨折断端两侧的关节,关节损伤时要固定关节两侧长骨。

2. 舒适　在伤处或肢体骨性凸起部位(如内、外踝)垫上衬垫,增加舒适感,防止二次损伤。

3. 适宜　尽量选取适宜材料固定,便于搬抬和转运。

(四) 临时固定材料的使用

1. 铝制夹板

(1) 结构:铝制夹板由特种高分子材料包裹铝板而成,是一种新型的骨折固定材料。

(2) 特点:体积小、携带方便,可塑型,能剪裁,可透 X 线等。

(3) 适应证:四肢骨折或关节部位损伤。

(4) 使用方法

1) 足踝骨折固定的步骤与方法(表 5-4-2)

表 5-4-2　足踝骨折固定的步骤与方法

步骤	操作
1	在健侧肢体测量所需夹板长度
2	将铝制夹板塑型成"8"字形,用毛巾等物做衬垫包裹足踝(图 5-4-4A)
3	用三角巾或绷带固定夹板和肢体(图 5-4-4B)
4	固定前后检查肢体脉搏、末梢血液循环和感觉状况

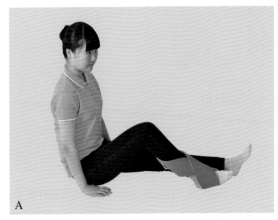 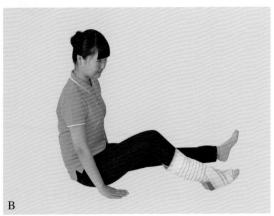

图 5-4-4　足踝铝制夹板固定
A. 塑型;B. 固定夹板

2）大腿铝制夹板固定（图 5-4-5）

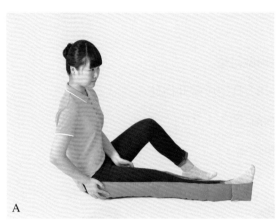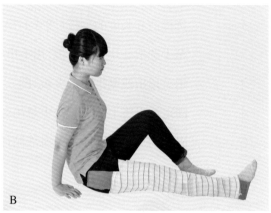

图 5-4-5　大腿铝制夹板固定
A. 塑型;B.固定夹板

3）手臂铝制夹板固定（图 5-4-6）

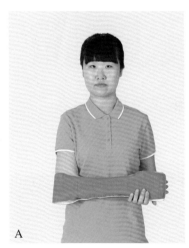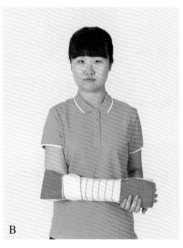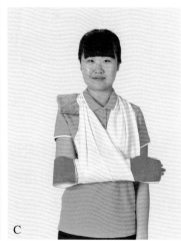

图 5-4-6　手臂铝制夹板固定
A. 塑型;B.固定夹板;C.悬吊

2. 硬质夹板

（1）材料:包括木制夹板、塑料制品、其他硬质材料等。

（2）前臂骨折木质夹板固定的步骤与方法（表 5-4-3）

表 5-4-3　前臂骨折木质夹板固定的步骤与方法

步骤	操作
1	选择适宜长度的夹板(图 5-4-7A)
2	至少选取 2 块木质夹板,用毛巾等物做衬垫
3	用三角巾或绷带固定夹板(图 5-4-7B),打结应避开伤处
4	固定后可将上肢用三角巾悬吊在胸前(图 5-4-7C)
5	固定前后检查肢体末梢血液循环和感觉

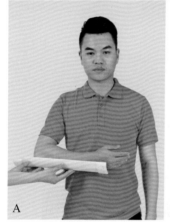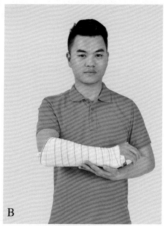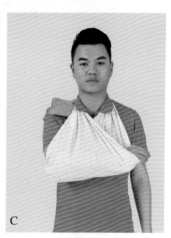

图 5-4-7　前臂骨折木质夹板固定
A. 选择夹板长度;B. 固定夹板;C. 悬吊伤肢

3. 三角巾　可用于骨折的临时固定。

（1）大手挂加宽带:适用于上臂、前臂、单根肋骨骨折。举例:前臂闭合性骨折三角巾固定的步骤与方法(表 5-4-4)。

表 5-4-4　前臂闭合性骨折三角巾固定的步骤与方法

步骤	操作
1	承托患肢,用大手挂悬吊(图 5-4-8A)。参考表 5-2-3 中三角巾大手挂的操作方法
2	用一条三角巾叠成宽带,将悬吊好的伤肢固定于躯干部,打结收紧前嘱患者深吸气,打结部位应放衬垫(图 5-4-8B)
3	固定前后检查肢体脉搏、末梢血液循环和感觉

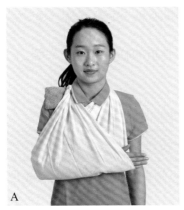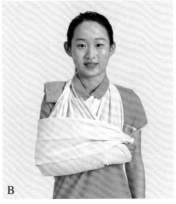

图 5-4-8 大手挂加宽带
A. 完成大手挂;B. 宽带固定

(2) 小手挂加宽带:适用于肩部外伤、锁骨骨折、连枷胸(复杂性肋骨骨折)、手部骨折固定。举例:锁骨骨折三角巾固定的步骤与方法(表 5-4-5)。

表 5-4-5 锁骨骨折三角巾固定的步骤与方法

步骤	操作
1	承托患肢,用小手挂悬吊(图 5-4-9A)。参考表 5-2-4 中三角巾小手挂的操作方法
2	用一条三角巾叠成宽带,将悬吊好的伤肢固定于躯干部,打结收紧前嘱患者深吸气,打结部位应放衬垫(图 5-4-9B)
3	固定前后检查肢体脉搏、末梢血液循环和感觉

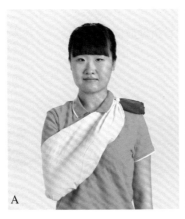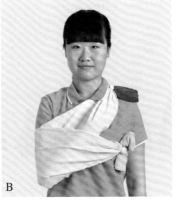

图 5-4-9 小手挂加宽带
A. 完成小手挂;B. 宽带固定

注意:如无上述材料,可将受伤手臂放于胸前,用衣服、领带、皮带或另一只手支撑固定。

(3) 三角巾健肢固定法:适用于大腿、小腿骨折的临时固定。举例:下肢骨折健肢固定的步骤与方法(表 5-4-6)。

表 5-4-6　下肢骨折健肢固定的步骤与方法

步骤	操作
1	患者取平卧位,急救员将健侧肢体向患侧靠拢,如有第二名急救员,可协助给予手法稳定患肢
2	利用人体自然空间(例如膝及足踝下),插入 3 条三角巾宽带和 1 条三角巾窄带。窄带放在足踝,宽带放在膝部及骨折处的上、下端
3	放软垫于大腿、膝及足踝间。将窄带以"8"字形先绑紧足踝,继而用宽带绑紧膝部和骨折处的上、下端,在健肢上打结,打结处下方需放衬垫(图 5-4-10、图 5-4-11)
4	固定前后检查肢体脉搏、末梢血液循环和感觉

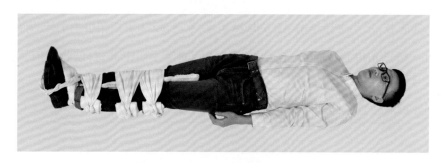

图 5-4-10　小腿骨折健肢固定

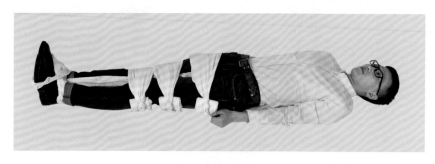

图 5-4-11　大腿骨折健肢固定

（4）骨盆骨折固定：骨盆骨折可导致致命性内出血，怀疑骨盆骨折时可采用骨盆固定带（图 5-4-12）或床单（图 5-4-13）等进行妥善固定。

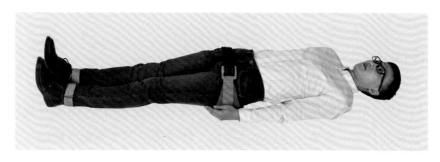

图 5-4-12 骨盆固定带

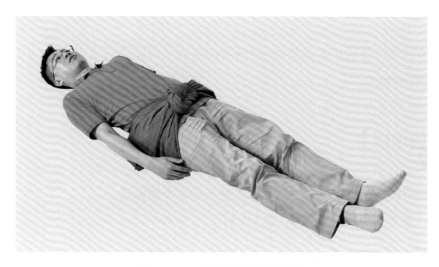

图 5-4-13 骨盆骨折床单固定

第五节 创伤患者的搬抬

一、原则

1. 就地急救 现场急救时尽量不要移动患者，只有当环境不安全和影响救命的必要措施实施时方可移动、搬抬患者。呼叫 120 急救车后，应留在患者身旁，等待专业救援人员到达。

2. 先止血包扎、固定再搬运　对活动性出血、开放性骨折的患者,先充分止血、包扎、固定后再考虑搬抬。

二、评估

1. 整体评估　先救命、后治伤。评估患者的生命体征和伤势,需要对威胁患者生命的伤势给予必要的处置。病情稳定后实施搬抬。特殊情况下实施紧急搬抬。

2. 搬抬评估　评估搬抬人员的人数和体能,选择适宜的搬抬方式、方法。确保参与人员了解搬抬方式及动作要领,急救员必须保持腰部挺直,使用大腿肌肉力量,避免弯腰。

3. 风险评估　评估患者体重、所要运送的路程及可能遇到的困难,不正确的搬运可以导致患者病情加重。

三、搬抬技术

1. 徒手搬抬　包括扶行法、背负法、手抱法和水平搬抬法。

(1)单人搬抬方法及适用范围(表 5-5-1)

表 5-5-1　单人搬抬方法及适用范围

方法	适用范围
扶行法	清醒且能够步行的患者,需除外脊柱、下肢骨折
背负法	清醒且不可站立的、体重轻的患者,需除外骨折、内出血
手抱法	体重较轻患者,需除外骨折、内出血

(2)水平搬抬:患者需搬抬或移至硬质担架上时,至少 4 人参与,具体操作步骤见表 5-5-2。

表 5-5-2　水平搬抬法操作步骤

步骤	操作
1	患者平卧位,急救员 3 人在患者一侧,1 人在另一侧(图 5-5-1A)
2	预备姿势:4 人单膝跪地。两侧急救员的手在患者身下互扣并抓紧(图 5-5-1B)
3	位于一侧的 3 名急救员中的 1 人托住患者头肩部,1 人托起腰背部,1 人托住并拢的双下肢,与对侧的 1 名急救员,4 人合力抬起患者,将患者放在一侧 3 人的腿上(图 5-5-1C)
4	3 人伸手抱住患者,另一侧的 1 人取来硬质担架,放在患者身体下面的地上
5	4 人合力将患者放置在担架上(图 5-5-1D)
6	用固定带固定患者
7	4 人站(蹲)在担架的两侧,准备搬抬

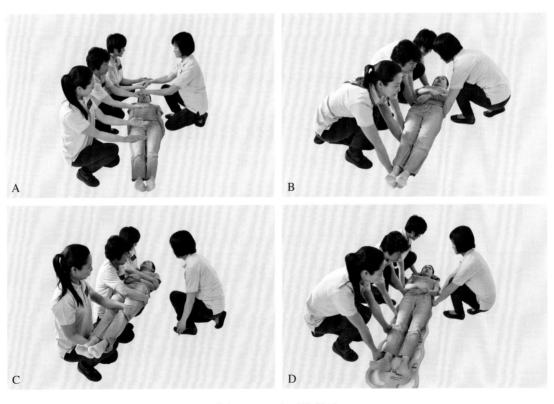

图 5-5-1　水平搬抬法

147

2. 器材搬抬　如怀疑脊柱骨折,应使用专业器材搬抬,如脊柱板、铲式担架等。急需搬抬撤离现场的,最好多人一起搬抬,一人用手法对头颈进行运动限制(图 5-5-2),其余 4 人按照水平搬抬方法尽量保持脊柱在同一平面。

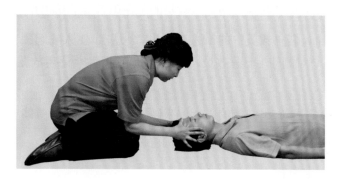

图 5-5-2　徒手头颈运动限制

(1) 使用器材搬运的步骤与方法(表 5-5-3)

表 5-5-3　使用器材搬运的步骤与方法

步骤	操作
1	预备好合适的担架。怀疑脊椎损伤者,需使用硬质担架;骨盆骨折者使用铲式担架
2	用正确方法将患者搬抬至担架上
3	用约束带将患者妥善固定在担架上,意识不清者还需要约束双手
4	搬抬行进方向为足先行,下楼梯时患者头部位于高位

(2) 铲式担架的操作步骤与方法(表 5-5-4)

表 5-5-4　铲式担架的操作步骤与方法

步骤	操作
1	测量长短,打开锁扣,分成 2 片(图 5-5-3A)
2	将患者铲至担架上,扣好锁扣(图 5-5-3B)
3	用约束带将患者妥善固定在担架上(图 5-5-3C),还需要约束患者双手
4	4 人分立担架两侧,准备搬抬(图 5-5-3D)
5	如果怀疑颈椎损伤,需要进行头颈部运动限制(图 5-5-4),如无颈托等专业器材,可使用其他替代用品

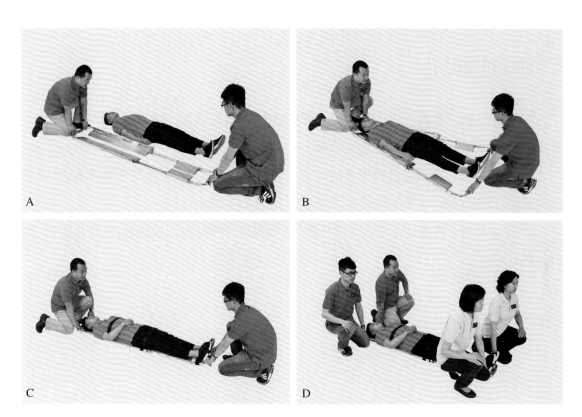

图 5-5-3　使用铲式担架
A.测量;B.锁扣;C.上约束带;D.准备搬抬

5

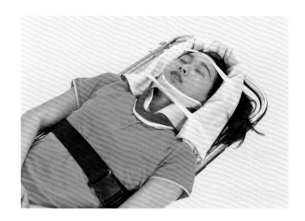

图 5-5-4　头颈部运动限制

四、重要提示

1. 就地急救　急救员施救时原则上不移动患者,就地急救。怀疑患者脊柱骨折需要紧急撤离或实施救命技术时,尽量保持水平搬抬方法。

2. 观察患者　在搬运过程中要随时观察患者的病情变化,重点是观察神志、呼吸等生命体征。注意保暖,但是不要将头面部包裹太严,以免影响呼吸。

3. 停止搬运　在搬运途中发生紧急情况,如窒息、呼吸停止、抽搐时,应停止搬运,进行急救处理。

章末思考题

1. 伤口的急救步骤与措施有哪些?
2. 止血带止血技术的操作步骤是什么?
3. 如何在现场处理骨折?
4. 如何进行搬抬的评估,如何选择适合患者的搬抬方式?

第六章　突发事件

教学目标

掌握：

1. 火灾逃生的正确方法。
2. 地震应急避险原则。
3. 交通事故的急救。
4. 踩踏伤的处置。

熟悉：

交通事故现场环境评估的方法。

了解：

1. 火灾伤害的类型。
2. 踩踏伤的概念。

第一节 概　　述

一、概念与分类

1. 突发事件　是指突然发生,造成或者可能造成严重社会危害,需要采取应急处置措施予以应对的事件。

2. 分类　根据发生过程、性质和机制,将突发事件分为自然灾害、事故灾害、公共卫生事件和社会安全事件四大类。各类突发事件之间并不是截然割裂的,而是相互联系、相互影响的。

(1) 自然灾害:包括地震灾害、气象灾害、海洋灾害和森林草原火灾等。

(2) 事故灾害:包括工矿等企业安全事故、交通运输事故、环境污染和生态破坏事件等。

(3) 公共卫生事件:包括传染病疫情、食品安全问题及严重影响公共健康和生命安全的事件等。

(4) 社会安全事件:包括恐怖袭击事件、涉外突发事件等。

二、原则

突发事件发生后,在现场要利用有限的急救资源,最大限度地挽救生命,减少伤残。同时要尽可能多地保护健康人群,防止受到进一步的伤害。急救员在应对突发事件时要确保现场安全,如不能确认安全或无相关救援经验,切不可贸然行动,避免引起更大的伤亡。

（一）预防为主原则

1. 制订防灾减灾计划　针对本地区本部门可能发生的突发事件,制订相应的切实可行的防灾减灾、应急救援计划。

2. 全民参与 增强全民的公共安全和防范风险的意识,提高全社会的避险救助能力。

3. 应急演练 日常演练可以检测应急计划、政策和程序,是灾难防范的重要组成部分。在演练中可以使参与者熟悉相关知识和技能,同时可以发现问题从而改进应急流程。

(二) 优先原则

1. 先报警、后处置

第一时间呼叫专业救援,拨打120、110、119等电话,利于城市管理者启动应急响应预案;然后再进行现场具体的处置。

2. 先救命、后治伤

优先处理那些危及生命的伤势,在现场为活动性出血的患者实施有效止血,确保患者呼吸道通畅,保护颈椎避免二次损伤。

3. 先重后轻

突发事件往往受伤患者较多,要优先处理危重患者,争取最大限度挽救生命、避免伤情加重。关注那些对语言指令无任何回应的患者,应第一时间评估和处理。

4. 国际救助优先排序(表6-1-1)

表6-1-1 国际救助优先顺序

根据国际救助优先排序设立患者救治区域,患者在检伤分类区进行标识后送达相应的区域	
红色	第一优先:严重的创伤,危及生命,如果及时治疗则有机会生存。必须立刻处置
黄色	第二优先:重大创伤,可以在现场短暂等候但必须给予必要的急救措施,再送往医院
绿色	第三优先:可以自行走动,没有严重创伤,不需要现场急救,可以自行就医
黑色	第四优先:呼吸、心搏已停止,生存率极低。不应浪费有限的急救资源

5. 急救员在灾难现场的任务

(1) 初步救护:根据自身能力和条件,对患者进行初步救护,减轻痛苦、减轻伤害。

(2) 信息收集:详细登记所有患者的信息,包括姓名等一般信息,还要有伤情简单描述。

（3）协助专业人员：当专业人员到场，要服从安排，协助做一些力所能及的工作（如轻伤员的安抚等）。

三、突发事件的善后工作

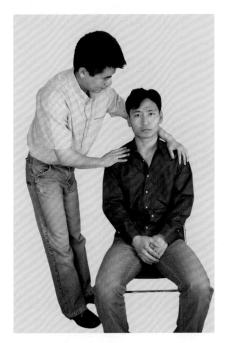

1. 设立救护站　如果有多名患者，在现场应设立一个救护站，方便检查处理或观察患者。救护站应是一个安全、有遮盖、方便急救人员到达的地方。

2. 协助处理　协助处理伤势较轻的患者。不要让曾经意识不清的患者自行回家。

3. 小心处理财物　现场须有可靠的目击证人，将财物交给患者亲友、到场的警察或其他政府人员。

4. 陪伴患者　在救护车抵达前，陪伴、安抚患者（图 6-1-1）。专业急救人员到达现场后，交代患者资料及检查处理情况。

5. 协助记录患者资料（表 6-1-2）

图 6-1-1　安慰和陪伴患者

表 6-1-2　记录患者资料的内容

序号	内容
1	患者姓名、性别、年龄
2	家庭地址或通信地址、联系方式、联系人
3	既往病史
4	清醒程度
5	主要的症状与体征
6	已施行的急救措施及时间、病情变化
7	危重患者每 5 分钟、稳定患者每 15 分钟检查 1 次，记录患者的意识、呼吸、脉搏

第二节　交通事故

目前,交通事故已成为对人类生命安全威胁最大的公害之一,交通事故涉及道路、航空、航海等交通工具的事故,严重时可导致很多人伤亡。本文重点介绍发生率最高、危害最大的道路交通事故。

一、类型及特点

1. 碰撞类型　包括正面碰撞、后方受力的碰撞、侧面碰撞、翻滚和旋转碰撞。根据碰撞类型及车辆外部结构变形情况可预估车内人员损伤情况(图 6-2-1)。

2. 特点　重症患者为多发伤,死亡率高、残疾率高。

3. 贵在预防　做好预防可大大降低伤残、致死的概率。

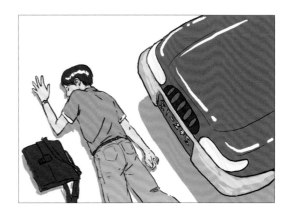

图 6-2-1　交通事故现场

(1) 乘客约束和保护系统:正确使用安全带和儿童乘坐安全座椅可避免许多车内碰撞并降低被抛出车外的概率,抛出车外可增加 3 倍的死亡率。摩托车及电动自行车需佩戴安全头盔。

(2) 加强教育和监管:预防因酒驾、疲劳驾驶、超载等引发的恶性交通事故。增强全民道路安全意识,遵守交通规则,避免交通事故伤害。

二、评估

首先要评估现场安全后才可以接近患者,接下来对患者进行评估。如有多人受伤,根据检伤分类结果,优先处置危重患者。

1. 威胁生命的伤势　有无活动性大出血和导致呼吸障碍的因素(如呼吸道不通畅),应第一时间给予处置。如怀疑脊柱骨折,应给予脊柱运动限制。

2. 全身伤势　及时发现严重外伤和多发伤患者:

(1) 发生颅脑外伤、胸部外伤、腹部脏器伤等严重外伤和多发伤。

(2) 易发生大出血、窒息、休克等危及生命的严重状态。

(3) 易发生中枢神经和脊髓损伤,导致截瘫、智力残疾等严重后遗症。

三、处置

(一) 确保现场安全(表 6-2-1)

表 6-2-1　交通事故现场确保安全的要点

序号	要点
1	评估环境,确认现场安全。佩戴个人防护装备(PPE)
2	保持车辆安全:交通事故现场充满不确定的因素,急救员施救前需要确认事故车辆的安全性 开启警示灯:立即开启危险警示灯(双闪灯),尤其是在光线不好的区域
3	摆放三脚架:在事故车辆后方的安全距离摆放警示三脚架,安全距离受天气状况和道路级别影响,具体参照交通管理部门相关规定
4	查看车辆:环顾车身、车下有无漏油情况
5	稳固车辆、断电:接触车内患者前需要拉手刹将车辆稳固,必要时给予车辆固定;将车辆熄火(智能钥匙如能找到应将其放置于 5 米以外,避免在施救过程中触碰启动键造成次生事故)
6	特殊事故现场:事故车辆如为危险品运输车辆,急救员切勿贸然靠近

（二）现场急救步骤与措施（表6-2-2）

表6-2-2　交通事故现场急救步骤与措施

步骤	措施
1-评	评估环境,确认现场安全。佩戴个人防护装备(PPE)
2-查	检查患者意识、呼吸,制止威胁生命的大出血
3-呼	呼喊求助,及时拨打120和122呼救,并取来附近的急救器材
4-救	(1) 检查、处理伤势:不要轻易移动患者,应就地检查伤势并实施急救,除非现场有危险。重点检查头颈部、胸部、腹部及骨盆的伤情,根据受伤情况对伤口进行止血、包扎,对骨折进行临时固定 (2) 保护脊柱:如怀疑患者颈椎受伤,在紧急解救前应保护头颈部。急救员稳定住患者的头部、颈部,并保持头颈部与身体在一条轴线上,小心地移出车内 (3) 持续观察:危重患者每5分钟检查1次意识、呼吸、脉搏,协助专业急救人员,尽快安全送医院救治 (4) 提示:在车祸现场,未经初步的急救,急忙拦车将患者送往医院,有可能加重伤害

第三节　火　　灾

一、概述

（一）火灾的危害

1. 有毒烟雾致命　对火灾的研究表明,真正死于火灾的大多数人并非直接因高温烘烤或火烧致死,而是由于吸入火灾时产生的有毒烟雾丧命。一氧化碳是火灾烟雾中最常出现的具有致死浓度的有毒气体。

2. 火灾烧伤　通常很严重,常合并呼吸道烧伤。

3. 坠落伤　发生火灾时,跳楼逃生或从高处坠落可导致严重伤害。

4. 踩踏伤　在人群聚集的公共场所发生火灾,由于秩序混乱,易导致踩踏事件。

(二) 火灾中正确的避险逃生

1. 安全通道和安全出口　熟悉居住、工作地或所处环境的安全通道、出口,万一发生火灾,选择安全的逃生路线,寻找安全地点避险。

2. 尽快扑灭初起火源　事先学习消防知识,学会使用消防灭火器(图6-3-1)。记住"油锅着火用盖、电器着火用被"等消防知识。当发生火灾时,如果发现火势并不大,且尚未对人造成很大威胁时,当周围有足够的消防器材(如灭火器)应争分夺秒,扑灭"初期火灾",避免火势蔓延酿成大灾。

3. 室内火灾避险　发现其他房间和楼层起火,不要轻易打开房门,房门把手已烫手,说

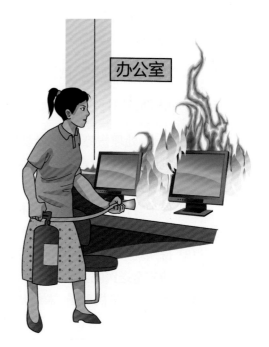

图 6-3-1　扑灭初起火源

明大火已到门外,切忌开门,应在室内等待消防人员援救。应关闭、封住与火场相连的门窗,可用被单和衣物等将门缝封住,并泼水降温。

4. 防止有毒烟雾危害　从烟火中逃生,应注意保护呼吸道,使用湿毛巾捂住口鼻,减轻烟雾的熏呛,尽快冲出浓烟的环境。因为距离地面30~60厘米高度的有毒烟雾较少,所以向外逃生应采取低姿行走(图6-3-2)。

5. 高层建筑逃生　高层建筑

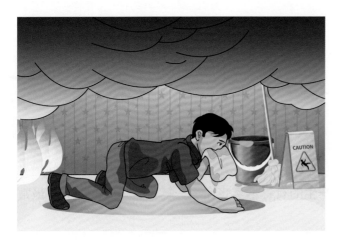

图 6-3-2　低姿行走,保护口鼻

发生火灾,如有机会应尽快离开,如楼道内有大量烟雾不要穿越火层,亦不应向楼上跑,应关闭门窗,给予救援人员明确提示,在室内窗户旁、阳台上等待救援。逃生时切忌乘坐电梯(图 6-3-3)和从高处跳下逃生。

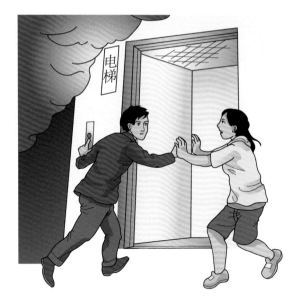

图 6-3-3　火灾逃生不要乘坐电梯

6. 公共场所逃生　公共场所如学校、电影院、歌厅、饭店等发生火灾,保持镇静、按秩序从多个安全出口按上述逃生原则尽快疏散逃生。但是要防止拥挤、踩踏伤人。

7. 预防烧伤　切忌在火灾时大声呼喊,防止呼吸道烧伤。不要用手直接扑火,防止双手烧伤。如果身体着火,可用厚湿的衣物覆盖或压向着火一侧以压灭火苗。

二、评估

(一) 烧伤

1. 烧伤程度重　多为Ⅲ度烧伤,烧伤面积多在 10% 以上。

2. 合并呼吸道烧伤　呼吸道烧伤时患者鼻毛烧焦、声音嘶哑、呼吸费力。呼吸道烧伤造成呼吸道黏膜水肿,导致呼吸道阻塞,死亡率高。

(二) 其他伤害

1. 有毒气体中毒　出现头晕、眼睛红肿、胸闷气短、呼吸困难,呼吸停止等表现。

2. 高处坠落伤　由于跳楼逃生,高处坠落,发生骨折、内脏伤、脊椎骨折等创伤。

三、处置

（一）火灾现场急救步骤与措施（表 6-3-1）

表 6-3-1　火灾现场急救步骤与措施

步骤	措施
1- 评	评估环境，确认现场安全。佩戴个人防护装备（PPE）
2- 查	检查患者意识、呼吸
3- 呼	及时拨打 119 和 120 呼救（图 6-3-4），并取来附近的急救器材
4- 救	（1）密切观察呼吸状态：呼吸道烧伤和烟气中毒的患者，容易出现窒息和呼吸停止，优先给予人工呼吸 （2）检查、处理烧伤伤口：大致评估烧伤深度、面积，烧伤处用冷水冲、敷，降低皮肤温度，减轻烧伤程度。进行降温时应警惕低体温的发生。大面积烧伤可选用干净纱布或清洁被单轻轻覆盖烧伤创面，不要加压包扎防止粘连伤处。切忌在烧伤处涂各种药水和药膏 （3）检查、处理其他创伤：给予止血、包扎、固定等相应急救处理 （4）及时送医院：怀疑呼吸道烧伤、大面积烧伤的患者，每 5 分钟检查 1 次意识、呼吸、脉搏，协助专业急救人员，尽快安全送医院救治

（二）重要提示

1. 警惕爆炸　火灾中的易燃易爆的物质发生爆炸，会造成极大的伤害，在急救时应时刻关注。

2. 化学物质　化学物质引起的火灾，发生烟气中毒迅速而严重。救援时需要较高级别的个人防护装备。

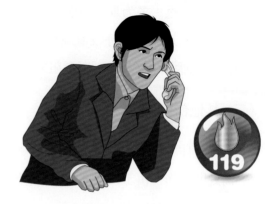

图 6-3-4　及时拨打 119 报警

第四节 地 震

一、概述

（一）地震的危害

1. 短时间大量人员伤亡　地震突然发生，猝不及防。一次地震，持续时间往往只有几十秒。在如此短暂的时间内房屋倒塌，造成人员伤亡。发生在人口稠密、经济发达地区的大地震，往往可能造成大量人员伤亡和巨大经济损失。

2. 地震的次生灾害　地震还会引发火灾、水灾、有毒物质泄漏和疫病流行等灾害。

（二）地震逃生时机与救援时间

1. 逃生时机　地震的破坏是由于地壳的运动造成的，主要为上下颠簸（纵波运动）和左右摇晃（横波运动），人们通常在感觉到上下颠簸 10 秒左右方才感觉到左右摇晃。左右摇晃破坏性大。逃生机会就是在横波到来之前的数秒内。

2. 救援时间　地震救援主要是对压埋在废墟下的患者的救护，救援时间越早，抢救成活率越高。

（三）地震避险逃生

1. 地震撤离原则　地震时是选择就地躲避还是尽快撤离，要根据现场的环境和条件。原则上空旷的地方是安全的。

2. 室内避险

（1）选择避险方式：收到预警信号或发现地光、地声，应冷静观察一下周围环境，决定是尽快撤离还是就地避险。

（2）就地避险原则：六个字——伏地、遮挡、抓牢，即尽快缩小目标并使身体保持在结实的屏障之下，紧紧抓住固定物，以免被坠落物体击中或身体被甩出。在室内已有强烈

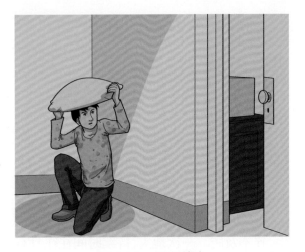

图 6-4-1　室内避险

震感时,门窗受压变形不易打开,应就地暂时躲在最近的安全地点(图 6-4-1)。学校师生在教室里应就地避险(图 6-4-2)。在两次震感之间的间歇期迅速撤到室外。已经到室外,不要再返回室内取物,因为存在余震的威胁。

(3) 撤离避险:地震时切勿乘坐电梯。如地震时发生火灾,按火灾的逃生办法避险逃生。

(4) 公共场所避险:发生地震时正在公共场所的人群,不要慌乱,应有秩序地从安全通道疏散到安全空旷的地方,避免因拥挤、踩踏造成不应有的伤亡。

3. 室外避险

(1) 城市:远离高大建筑物、窄小胡同、街道、高压线,注意保护头部,防止砸伤。

(2) 山区:远离悬崖峭壁,避免山体坍塌移动和发生泥石流的伤害。

(3) 水边:在海边应向高处转移,以免被地震海啸吞没。在沟渠、江河边应迅速后撤,以免被大浪掀入水中。

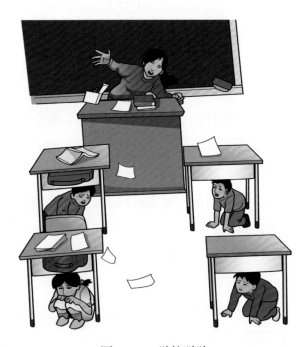

图 6-4-2　学校避险

二、评估

1. 严重创伤　发生率高。破坏性地震造成房屋倒塌,易造成头面部外伤、脊椎损伤、四肢外伤。在睡眠时,胸部外伤和骨盆外伤发生率高。

2. 挤压综合征　是指人体四肢或躯干等肌肉丰富的部位遭受重物（如石块、土方等）长时间的挤压，在挤压解除后主要表现为以肢体肿胀、肌红蛋白尿、高血钾为特点的急性肾衰竭。如不及时处理，后果常较为严重，甚至导致患者死亡。

3. 休克发生率高　严重的创伤、大出血、脊椎损伤、饥饿、脱水均可引起休克。

4. 伤口严重污染　地震中由于房屋倒塌，伤口污染严重时，如处理不当，伤口易发生严重感染，破伤风等感染机会显著增加。

5. 水电解质紊乱　长时间被困在废墟下的人处于完全饥饿状态，造成水电解质紊乱及代谢紊乱。

三、处置

（一）对废墟下压埋人员的急救

1. 搜救　注意搜听废墟下压埋者的呼救、呻吟、敲击声。根据建筑物结构，先确定被压埋人员的位置，再进行营救，掩埋较深的患者，应由专业救援队使用专业器材营救。不当的挖掘会造成压埋者和施救者的伤害。

2. 抢救方式　废墟下的压埋人员不可用利器刨挖。救人时先将其头部暴露，迅速清除口鼻内的异物，保持呼吸道通畅。从瓦砾、缝隙中救人，应注意保持脊椎的水平轴线及稳定性，防止加重损伤。

3. 特殊方式　发现压埋人员，一时不能救出，用特殊方法建立通风孔道，输送新鲜空气，提供饮水、食品等（图6-4-3），使其保存生命，等待救援。

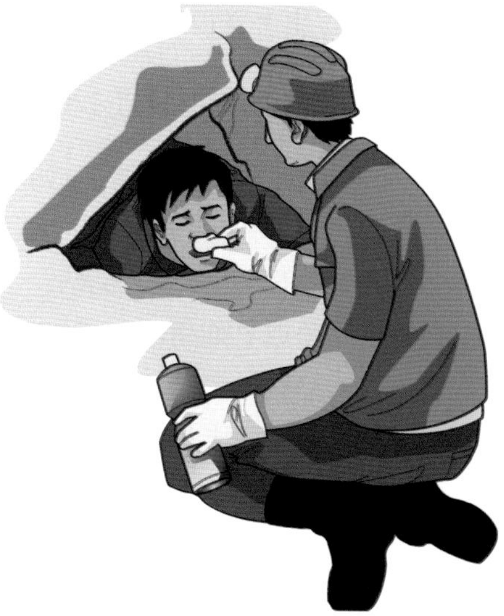

图 6-4-3　输送食物和饮水

（二）地震幸存者的自救

1. 保护呼吸道　被压埋在废墟下神志清楚的幸存者，应保持镇静，对呼吸道进行防护，避免吸入过多的尘土。创造条件脱离险境或保存体力等待救援。

2. 创造生存空间　尽力清除压在身上的物体,设法支撑可能坠落的重物,创造生存空间。

3. 减少体力消耗　保持沉着冷静,不要长时间大声呼救,可利用身边的其他物品敲击发出声响与外界联系。搜寻饮水和食物,延续生命,静待救援。

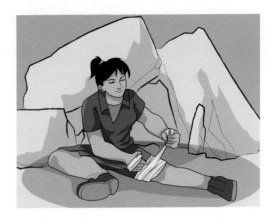

图 6-4-4　废墟下自救

4. 采取急救措施　实施止血、包扎等自救、互救措施(图 6-4-4)。

(三) 地震现场急救步骤与措施(表 6-4-1)

表 6-4-1　地震现场急救步骤与措施

步骤	措施
1-评	评估环境,确认现场安全。佩戴个人防护装备(PPE)
2-查	检查患者意识、呼吸,制止威胁生命的大出血
3-呼	呼喊求助,及时拨打 120,并取来附近的急救器材
4-救	(1) 随时观察生命体征:如患者意识不清,还有呼吸,注意清理呼吸道的异物如瓦砾等,每 5 分钟检查 1 次意识、呼吸、脉搏。如无呼吸,开始心肺复苏 (2) 检查、处理其他创伤:一旦显露伤口,立即初步止血、包扎。伤口污染严重者应争取早期用清水进行冲洗后再包扎,减少伤口感染机会。被埋压的肢体,解压后应对伤肢进行固定,限制活动,不要抬高、不要实施加压包扎 (3) 关照特殊人群:对老幼病弱,以及原有慢性病的人多加关照,减少心理应激反应和慢性病急性发作 (4) 心理救助:对幸存者和轻症患者进行及时的心理救助 (5) 安全送医院:协助专业急救人员,将重伤员尽快安全送医院救治

6

第五节　踩　踏　事　件

一、概述

(一) 概念及特点

1. 概念　踩踏事件是指因人群过度拥挤、秩序混乱,致使一部分人站立不稳而跌倒,造成人群相互拉扯、踩踏的恶性事故。踩踏伤是在踩踏事件发生时造成的人员伤害。

2. 原因　发生在集会、人群拥挤(图 6-5-1A)、秩序混乱、地形复杂情况下;历史上的踩踏事件,多发生在足球场、学校(图 6-5-1B)、大型活动现场等人群聚集的场所。

3. 特点　伤情与受到踩踏用力的部位有关。很多患者表面并无伤口,但会发生昏迷、呼吸困难、窒息等严重情况。

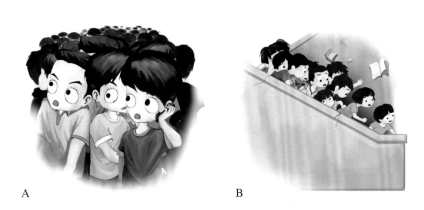

A　　　　　　　　　　　　B

图 6-5-1　踩踏事件易发环境

(二) 预防与避险

1. 应急准备　组织大型集会时,组织者要做好应急准备,制订紧急应对措施,包括限制人数、人流单向流动、标识清晰、专人引导、清理障碍物等措施,避免踩踏事件发生。

2. 及时疏导　公共场所如果发生人群骚动,秩序混乱,管理者应立即组织疏散引导

(图 6-5-2),组成"人墙",有序疏散,并维持秩序,预防踩踏伤害。

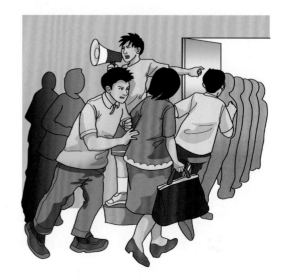

3. 避险方式 已被裹挟到拥挤的人群中时,注意应与大多数人的前进方向保持一致,不要试图超过别人,更不要逆行,避免被绊倒。遇到台阶或楼梯时,尽量抓住扶手,防止跌倒,避免自己成为踩踏事件的诱发因素。

4. 避免盲从 发生火灾、地震等灾难时不能盲目地随人流奔走逃生,以免被挤压踩踏致伤。

图 6-5-2 疏导人群,预防踩踏伤

5. 自我保护 可用两肘撑开平放在胸前,形成一定的空间,以此保护胸部不受挤压。如有可能,最好抓住一件牢靠的物体,防止跌倒。如果被推倒或已被挤压在地,应设法将身体蜷成球状,双手护住头颈部,侧卧于地面。

6. 保护他人 拥挤人群中发现前面有人跌倒,应马上停下脚步,同时大声呼救,及时采取保护措施——由若干人迅速组成保护区或"人墙",使跌倒的人立即站起来,避免踩踏致伤。

7. 保护孩子 当带着孩子遭遇拥挤的人群,最好抱起孩子,避免在混乱中受伤。

二、评估

1. 特点 短时间产生大量危重患者,救援难度大。

2. 损伤类型

(1)头颈部损伤:颈部皮肤大片瘀斑,可引起眼结膜出血、耳鼻出血、鼓膜穿孔引起耳聋,还可引起视力减退、失明。

(2)胸部损伤:受到踩压造成头面部、颈部、肩部、胸部皮肤点状出血。还可合并肋骨骨折、气胸、血胸、心脏或肺挫伤,导致呼吸循环衰竭。

(3)腹部损伤:造成肝脾等内脏破裂出血,短时间导致失血性休克。

三、处置

（一）现场救援

1. 报告　发生踩踏等群体伤害,立即向急救中心报告并向政府部门报告,以便展开有效的现场急救,尽量减少人员伤亡,积极展开自救、互救,优先救治重伤员。

2. 解除挤压　在踩踏事件现场,人群相互挤压在一起,不利于评估伤势和进行急救。首先解除挤压,即将压在上面的患者移开,在移动患者的过程中防止伤势加重。

3. 搬运原则　对于怀疑颈椎损伤的患者,应注意保持头颈的中立位,避免头颈部旋转和屈曲。

（二）踩踏伤现场急救步骤与措施（表 6-5-1）

表 6-5-1　踩踏伤现场急救步骤与措施

步骤	措施
1-评	评估环境,确认现场安全。佩戴个人防护装备（PPE）
2-查	检查患者意识、呼吸,制止威胁生命的大出血
3-呼	呼喊求助,及时拨打 120,并取来附近的急救器材
4-救	（1）患者意识不清,还有呼吸,注意清理呼吸道的异物,每 5 分钟检查 1 次意识、呼吸、脉搏 　　如无呼吸,首先要帮助患者开放呼吸道 　　如果既无意识反应又无呼吸,在施救人员足够时进行现场心肺复苏 （2）初步检查伤势:对伤口立即初步止血、包扎,关注胸、腹部外伤,针对骨折进行临时固定,尽快送往医院 （3）协助专业急救人员,尽快安全送医院救治

章末思考题

1. 突发事件的分类及应变原则是什么?
2. 交通事故的现场急救步骤与措施有哪些?
3. 怎样在火灾中避险逃生?
4. 地震的就地避险原则是什么?
5. 踩踏伤的预防与避险措施是什么?

图书在版编目（CIP）数据

初级急救员培训标准教程 / 陈志主编 . —北京：
人民卫生出版社，2019
ISBN 978-7-117-29318-1

Ⅰ.①初… Ⅱ.①陈… Ⅲ.①急救 – 教材 Ⅳ.
①R459.7

中国版本图书馆 CIP 数据核字（2019）第 269400 号

| 人卫智网 | www.ipmph.com | 医学教育、学术、考试、健康，购书智慧智能综合服务平台 |
| 人卫官网 | www.pmph.com | 人卫官方资讯发布平台 |

初级急救员培训标准教程

主　　编：陈　志
出版发行：人民卫生出版社（中继线 010-59780011）
地　　址：北京市朝阳区潘家园南里 19 号
邮　　编：100021
E - mail：pmph @ pmph.com
购书热线：010-59787592　010-59787584　010-65264830
印　　刷：北京顶佳世纪印刷有限公司
经　　销：新华书店
开　　本：787×1092　1/16　印张：11.5
字　　数：196 千字
版　　次：2019 年 12 月第 1 版　2022 年 10 月第 1 版第 7 次印刷
标准书号：ISBN 978-7-117-29318-1
定　　价：88.00 元
打击盗版举报电话：010-59787491　E-mail：WQ @ pmph.com
质量问题联系电话：010-59787234　E-mail：zhiliang @ pmph.com

55检